N. Elanchezhian
K. Ally

Alimentação de suínos com gordura animal

N. Elanchezhian
K. Ally

Alimentação de suínos com gordura animal

ScienciaScripts

Imprint

Cover image: www.ingimage.com

This book is a translation from the original published under ISBN 978-3-659-85185-8.

Publisher:
Sciencia Scripts
is a trademark of
Dodo Books Indian Ocean Ltd. and OmniScriptum S.R.L publishing group

120 High Road, East Finchley, London, N2 9ED, United Kingdom
Str. Armeneasca 28/1, office 1, Chisinau MD-2012, Republic of Moldova, Europe
Printed at: see last page
ISBN: 978-620-8-35012-3

ÍNDICE

1. INTRODUÇÃO

A criação de animais é um importante subsector da agricultura na Índia e a suinicultura é preferida principalmente pelos agricultores devido à elevada prolificidade, à eficiência da conversão alimentar, ao crescimento rápido, à maturidade precoce, ao curto intervalo entre gerações e ao baixo investimento em alojamento e gestão. Os porcos podem sobreviver e produzir sob práticas de criação adversas e, por conseguinte, a criação de porcos está a ganhar importância para a população mais fraca do país, a fim de superar a sua pobreza.

A necessidade per capita de carne para o homem, de acordo com o ICMR (2009), é de 10,8 kg/ano, enquanto a disponibilidade é de apenas 5,5 kg/ano (Banik *et al.*, 2011). Uma vez que a carne de porco é uma fonte importante de proteína animal de alta qualidade, a criação de suínos é uma das melhores opções para preencher a grande lacuna entre as necessidades de proteína animal e a disponibilidade na Índia.

Os cereais constituem a principal fonte de energia na alimentação dos suínos. Embora a Índia produza mais de 20 milhões de toneladas de milho por ano (Anon., 2012; Best, 2012), só consegue satisfazer 60% das necessidades do país. A menor disponibilidade e o aumento do preço do milho tornam necessária uma fonte de energia alternativa para incorporação na alimentação dos suínos.

A gordura animal é um subproduto da indústria da carne e pode ser incluída como fonte de energia na ração dos suínos. A Índia produz 0,14 milhões de toneladas de sebo e 0,02 milhões de toneladas de banha por ano (FAO, 2010). Foi demonstrado que a utilização de gordura como fonte de energia para suínos aumenta a digestibilidade dos nutrientes, melhora a taxa de crescimento e também reduz a poeira das rações e aumenta a palatabilidade. No entanto, os estudos sobre os efeitos da adição de gordura animal às dietas dos suínos produziram resultados variáveis, como o aumento da gordura da carcaça e do perfil lipídico do sangue. Existem vários relatórios que mostram que a inclusão na dieta de óleo de peixe, ácido linoleico conjugado (CLA), alho e óleo de linhaça pode reduzir o colesterol sérico, inibir a biossíntese do colesterol e suprimir os níveis de colesterol LDL em suínos. Mas a sua eficácia comparativa no perfil lipídico não está muito estudada. Neste contexto, o presente estudo foi planeado em leitões desmamados da raça Large White Yorkshire com os seguintes objectivos

1. Avaliar o efeito da substituição do milho por gordura animal na alimentação de suínos em crescimento sobre o crescimento, a digestibilidade dos nutrientes, o perfil lipídico e as caraterísticas da carcaça e

2. Avaliar e comparar o efeito da suplementação de óleo de peixe, CLA, alho e óleo de linhaça no crescimento, digestibilidade dos nutrientes, perfil lipídico e caraterísticas da carcaça de suínos em fase de acabamento.

2. REVISÃO DA LITERATURA

2.1 . Necessidades energéticas dos suínos

A energia é um dos factores mais dispendiosos na produção comercial de suínos. O fornecimento de energia abaixo ou acima das necessidades dos suínos pode ter um impacto adverso no desempenho, na qualidade do produto, no ambiente e na rentabilidade global (Chiba, 2000; de Lange e Birkett, 2004).

O Conselho Indiano de Investigação Agrícola (ICAR, 1985) recomendou níveis de energia digestível (ED) de 3100 e 3000 kcal/kg de ração para suínos com 5 a 10 e 10 a 60 kg de peso, respetivamente. O National Research Council (NRC, 1998; 2012) recomendou 3400 kcal de ED ou 3265 kcal de EM por kg de dieta para suínos de todas as faixas etárias. Noblet e Milgen (2004) sugeriram que o valor energético dos alimentos para suínos deve basear-se no teor de energia líquida (NE), uma vez que a composição nutricional da dieta afecta a conversão de EM em NE, que varia entre 90 por cento para a gordura e 60 por cento para a proteína.

Quando os porcos receberam níveis crescentes de energia (13,3, 14,0 e 14,7 MJ de DE/kg de ração), o ganho médio diário e o rácio ganho/alimentação aumentaram linearmente (Coffey *et al.*, 1982; Akita *et al.,* 1991; Kyriazakis e Emmans, 1992; Nam e Aherne, 1994). O desempenho geral do crescimento dos suínos alimentados com 90% de níveis NRC de DE foi considerado melhor e mais económico do que com 100% e 85% de níveis NRC (Thomas e Singh, 1984a). Observou-se uma melhoria significativa na eficiência alimentar dos suínos à medida que o nível de energia aumentava de 3,23 para 3,39 Mcal de DE/kg de ração (Balogun *et al.,* 1988), de 3,5 para 3,78 Mcal de DE/kg de ração (Lawrence *et al.,* 1994; Chang, 2000), de 5,4 para 8,1 Mcal de EM/dia (Liao e Venum, 1994), de 9,5 e 10,1 Mcal de EM ingerida por dia (Williams *et al*, 1994), de 12,0 a 14,4 MJ de DE/kg de alimento (Henman *et al.,* 1999), de 3,35 a 3,61 Mcal de DE/kg de alimento (Llata *et al.*, 2001a), de 3,34 a 3,61 Mcal de DE/kg de alimento (Llata *et al,* 2001b), de 3034 a 4384 kcal de DE/kg de ração (Ding *et al.,* 2003), de 14,5 a 16,4 MJ de DE kg em galinhas (Campbell, 2005) e de 3,09 a 3,57 Mcal de DE/kg de ração (Beaulieu *et al.*, 2009).

Baran (1991) observou uma redução do ganho médio diário e da eficiência da conversão alimentar em suínos alimentados com níveis de energia de 15 e 30 por cento abaixo dos níveis recomendados. O nível de 3272 kcal de EM/kg de ração foi suficiente para maximizar o ganho médio diário e o ganho médio diário de carne magra em suínos, em comparação com uma ração de EM elevada (3432 kcal/kg) (Heugten e Stumpf, 1996). Em porcos cruzados alimentados com uma dieta com 16% de PC em diferentes níveis de energia, observou-se uma melhor taxa de crescimento no grupo alimentado com 3200 kcal de DE/kg em comparação com 2800 e 3000 kcal de DE/kg de ração (Rekha, 2001).

Thiruveni (2003) indicou que a adição de 15 (do que 5 e 10) por cento de gordura animal fundida à ração de controlo (contendo 3300 kcal de DE/kg e 18 por cento de PC) na dieta de gestação e lactação de suínos melhorou o desempenho da porca com ganho económico na ninhada. Observou-se um ganho médio diário mais elevado em suínos alimentados com dietas que continham 14,5 MJ de EM/kg de ração do que com dietas que continham 13,5 MJ de EM/kg de ração (Urynek e Buraczewska, 2003). Os suínos alimentados com rações contendo 351 KJ de DE/kgW$^{0.75}$ tiveram melhor ganho médio diário do que os alimentados com 506 ou 566 KJ de DE/kgW$^{0.75}$ por dia (King *et al.*, 2004). Lovatto *et al.* (2006) descobriram que a restrição energética de 1,55 MJ de EM por kgW$^{0.60}$ por dia levou a um menor ganho e peso corporal final em comparação com 2,60 MJ de EM por kgW$^{0.60}$ por dia. Cho *et al.* (2008) referiram que o aumento do teor energético das dietas para 3 vezes as necessidades de manutenção resultou num consumo de ração significativamente mais elevado, no ganho de peso corporal diário e no rácio ração/ganho em suínos, em comparação com os alimentados com 1,8 vezes a energia de manutenção.

Illescu *et al.* (1982) referiram que a eficiência da utilização de EM para NE em suínos jovens entre 10 e 50 kg de peso corporal era de 73,8 por cento e que, para a manutenção, necessitavam de 103,4 kcal de EM/kgW$^{0.75}$ ou 76,3 kcal de NE/kgW$^{0.75}$ por dia. Collin *et al.* (2001) referiram que a alimentação de suínos à entrada com 13,6 MJ de EM/kg de ração produziu uma melhor eficiência energética (96,4 a 96,7 por cento de DE como EM). Goff e Noblet (2001) observaram que a disponibilidade de EM a partir da ED era de 96,5 e 94,8 por cento, respetivamente, para suínos em crescimento e porcas adultas alimentadas com ração padrão (14,43 e 14,71 MJ de EM/kg).

Campbell *et al.* (1985) observaram um aumento linear da deposição de proteínas em relação à ingestão de energia em suínos alimentados com dietas com 23 a 33 MJ de DE por dia e também relataram que, com o aumento da ingestão de energia (39,2 MJ de DE), houve uma diminuição da deposição de proteínas. Kemp *et al.* (1987) referiram que tanto o nível elevado de alimentação (1,35xM) como o nível baixo de alimentação (1,1xM) não afectaram a digestibilidade da matéria seca, das proteínas e da energia dos suínos. Urynek e Buraczewska (2003) observaram uma retenção máxima de azoto e uma digestibilidade ileal aparente em suínos alimentados com dietas contendo 14,5 MJ de EM/kg do que com 13,5 MJ de EM/kg. Weis *et al.* (2004) observaram que a proporção de proteína de corpo inteiro presente na carcaça de suínos aumentou com o peso corporal (15 a 90 kg) e diminuiu com a ingestão de DE (16,1, 20,9, 25,2 e 28,8 MJ/dia), enquanto a distribuição de lípidos de corpo inteiro entre a carcaça e as vísceras não foi influenciada pelo peso corporal e pela ingestão de DE. Buragohain (2012) observou um valor de digestibilidade mais elevado para o extrato etéreo e a fibra bruta em suínos alimentados com alta energia (3198 kcal de DE/kg de ração) do que aqueles alimentados com baixa energia (2490 kcal de DE/kg de ração) na dieta.

Quando os porcos receberam níveis crescentes de energia (13,3, 14,0 e 14,7 MJ de DE/kg), a espessura da gordura dorsal aumentou linearmente (Sikka *et al.*, 1987; Akita *et al.*, 1991; Kyriazakis e Emmans, 1992; Nam e Aherne, 1994). Foi observado um aumento significativo no peso da carcaça em suínos alimentados com níveis de energia de 12,0 a 14,4 MJ de DE/kg de ração (Henman *et al.*, 1999), de 3,34 a 3,61 Mcal de DE/kg de ração (Llata *et al.*, 2001b) e de 14,5 a 16,4 MJ de DE/kg em galinhas (Campbell, 2005). Beaulieu *et al.* (2009) observaram um aumento da espessura do músculo longissimus com o aumento do teor de DE (3,09 Vs 3,57 Mcal de DE/kg de ração), mas o índice de carcaça, o rendimento magro e a espessura do toucinho não foram afectados.

Não se registaram diferenças significativas nas caraterísticas da carcaça de suínos alimentados com uma dieta que continha DE a 85, 90 e 100 por cento dos níveis NRC (Thomas e Singh, 1984b). Sivaraman e Mercy (1986) não obtiveram diferenças significativas em nenhuma das caraterísticas da carcaça quando os suínos foram alimentados com rações que variavam em termos de energia (2900, 3100 e 3300 kcal de DE por kg de ração) e proteína (14, 17 e 20 por cento da PC) em experiências 3x3, mas verificou-se uma correlação positiva entre o peso da gordura das folhas e o teor de energia da ração. Williams *et al.* (1994) (9,5 e 10,1 Mcal de EM por dia) e Llata *et al.* (2001a) (3,35 a 3,61 Mcal de EM/kg de ração) não registaram qualquer efeito adverso na percentagem de peso dos suínos devido aos diferentes níveis de energia da dieta. Bikker *et al.* (1996) mostraram uma diminuição da percentagem de tecido magro na carcaça de suínos de 62,9 para 53,9% com o aumento da ingestão de energia (2,2 a 3,7 vezes a manutenção).

2.2 Fontes de energia nas rações para suínos

As fontes de energia habitualmente utilizadas nas dietas dos suínos incluem os grãos de cereais (milho, sorgo, cevada, aveia, trigo), óleos vegetais (milho, soja, colza, canola), gorduras animais (sebo, banha, gordura de aves, gordura branca), gorduras de restaurante (óleos e gorduras usados) e misturas comerciais (misturas de óleo vegetal, gorduras animais, gorduras de restaurante) (NRC, 1998; Sauber, 2000; Chiba, 2004; Edwards, 2005; Pathak, 2012).

2.2.1 Hidratos de carbono

Devi (1981) referiu que a tapioca em pedaços pode substituir os grãos de cereais como o milho até um nível de 40% na ração dos suínos sem afetar o desempenho do crescimento. Carr *et al.* (2005) alimentaram os suínos em fase de acabamento tardio com milho, trigo e cevada e não observaram diferenças na média diária de novo e nas caraterísticas da carcaça entre os tratamentos, enquanto a eficiência alimentar foi menor no grupo alimentado com cevada. Lampe *et al.* (2006) alimentaram porcos com uma dieta à base de milho ou cevada e não encontraram diferenças no pH e nas qualidades sensoriais da carne, enquanto o teor de gordura intramuscular aumentou com a dieta à base de milho. Os cereais têm sido tradicionalmente utilizados na indústria suinícola como a principal fonte de energia nas dietas (Feoli *et al.*, 2007). Beaulieu *et al.* (2009) alimentaram suínos com dietas contendo trigo e/ou cevada com óleo de canola ou sebo e não encontraram diferenças no desempenho de crescimento. Myer *et al.* (2009) referiram que o grão de sorgo pode ser utilizado como fonte parcial ou única de grão nas dietas de todas as classes de suínos sem afetar o ganho de peso, mas a eficiência alimentar foi reduzida em comparação com a dieta à base de milho.

2.2.2 Gordura

O Conselho de Investigação Agrícola (ARC, 1981) sugeriu que as necessidades em ácidos gordos fossem de 3% da DE da dieta para suínos até 30 kg e de 1,5% da DE entre 30 e 90 kg. A gordura bruta é absorvida principalmente no intestino delgado, o que contribui para o possível efeito na utilização de energia (Just, 1982). A gordura é uma fonte de energia alternativa para os suínos, dado o seu elevado valor calórico (Stahly, 1986; Pettigrew e Moser, 1991; Brouns, 1995; Cromwell, 2006). Azain (2001) observou que a gordura alimentar aumenta frequentemente os depósitos de gordura na carcaça, o que pode dever-se a uma maior eficiência da digestão e da retenção de energia. Tradicionalmente, a gordura é incluída em níveis mais elevados nas fases iniciais de crescimento, sendo reduzida à medida que o porco atinge o peso de mercado para evitar o excesso de gordura na carcaça (Cheeke, 1999; Campbell, 2005). A energia das gorduras é muito elevada com um incremento térmico mínimo em comparação com outros ingredientes (Chiba, 2009; Rossi *et al.*, 2010; Cho e Kim, 2012).

Foi demonstrado que a incorporação de gordura como fonte de energia na alimentação dos suínos aumenta a digestibilidade dos nutrientes (Berschauer, 1984; Stahly, 1984; Jones *et al.*, 1992; Lewis, 2001) e (ou) melhora a taxa de crescimento (Myer e Combs, 1991; Bauden *et al.*, 2003; Campbell, 2005; Philpotts *et al.*, 2008; Collins *et al.*, 2009). Weber *et al.* (2006) verificaram que os suínos alimentados com uma dieta que continha cinco por cento de gordura adicionada apresentavam uma maior eficiência alimentar, ganho e diminuição do consumo de ração em comparação com os alimentados com uma dieta sem gordura adicionada. Mu (2007) opinou que o nível de gordura, o tipo de gordura (ou seja, gordura saturada ou insaturada) e a proporção dos tipos de gordura na dieta dos suínos são responsáveis pela melhoria dos desempenhos em termos de produção e digestibilidade. Coffey (2011) observou uma melhoria da eficiência alimentar e uma redução do intervalo entre o desmame e o cio em 8,3 dias no verão, quando a dieta das porcas foi suplementada com 10 por cento de gordura. Mas *et al.* (2012) sugeriram que a adição de gordura nas dietas dos suínos não teve efeitos prejudiciais no desempenho do crescimento ou no crescimento da gordura dorsal e do músculo do lombo.

Foi registado um aumento da taxa de ganho, da eficiência da conversão alimentar e uma diminuição da ingestão de ração em suínos alimentados com sebo a cinco por cento (Chiba *et al.*, 1985) ou oito por cento (Cera *et al.*, 1989a) ou cinco por cento (Apple *et al.*, 2008) em comparação com a dieta de controlo sem sebo. Eggert *et al.* (1998a) observaram que os suínos alimentados com uma dieta que continha cinco por cento de sebo de bovino eram mais eficientes na utilização dos alimentos do que os alimentados sem gordura suplementar nas dietas, embora não se tenha registado qualquer diferença no ganho de peso e na ingestão de alimentos entre os grupos. Beaulieu *et al.* (2009) realizaram uma experiência utilizando sebo a 0,5 e 4 por cento na dieta de suínos e registaram um aumento da taxa de crescimento e do consumo de calorias e uma diminuição do consumo de ração com o aumento da concentração de energia. Browne *et al.* (2011) não encontraram diferenças na cor, na perda por cozimento, na gordura do bacon e na qualidade sensorial devido à adição de gordura animal na dieta de suínos. Hong *et al.* (2012) registaram uma maior eficiência alimentar, um menor consumo de ração e um ganho de peso semelhante quando a gordura animal foi incluída na dieta de suínos a um nível de 3,3 por cento.

2.2.2.1 Óleo vegetal

Baudon *et al.* (2003) alimentaram suínos com uma dieta contendo 6% de óleo de soja e registaram um ganho médio diário e uma eficiência alimentar significativamente mais elevados e um menor consumo de ração em comparação com os grupos de controlo. Jung *et al.* (2003) observaram que os suínos alimentados com óleo de milho ou óleo de soja a cinco por cento da dieta apresentavam um ganho médio diário e uma eficiência de conversão alimentar mais elevados, enquanto a digestibilidade da energia e da gordura era melhor no grupo alimentado com óleo de milho do que no grupo alimentado com óleo de soja. Dugan *et al.* (2004a) observaram uma diminuição (7,4 por cento) da gordura subcutânea em galinhas alimentadas com uma dieta suplementada com óleo de canola a cinco por cento, em comparação com o grupo alimentado a dois por cento. Hebean *et al.* (2005) compararam a gordura total da soja (10%) e das sementes de colza (17%) na dieta de suínos e não observaram qualquer diferença no desempenho de crescimento entre os grupos. Lauridsen *et al.* (2007) estudaram o efeito de diferentes óleos e misturas de óleos a níveis de cinco por cento em suínos em crescimento e verificaram que o óleo de colza e o óleo de coco apresentavam uma maior digestibilidade aparente dos nutrientes em comparação com a mistura de óleos vegetais. Foi registada uma melhoria na eficiência alimentar dos suínos com a adição de cinco por cento de óleo de soja (Apple *et al.*, 2009a) e cinco a seis por cento de óleo de canola (Beaulieu *et al.*, 2009) na dieta. Kravcova *et al.* (2009) notaram uma diferença acentuada no sabor e no aroma da carne quando a linhaça foi adicionada a 10% na ração de suínos em fase de acabamento.

2.2.2.2 Óleo vegetal e gordura animal

Lawrence e Maxwell (1983) referiram que o ganho e a eficiência da conversão alimentar eram mais elevados em suínos alimentados com uma dieta que continha 32% de óleo de coco do que em suínos alimentados com o mesmo nível de óleo de manteiga, óleo de milho ou banha de porco. Tartakoon *et al.* (1999) utilizaram sebo, banha de porco, óleo de farelo de arroz, óleo de soja e pó de gordura de palma a um nível de cinco por cento como fonte de energia em dietas para suínos e verificaram que o grupo que incluía banha de porco e óleo de soja apresentava uma taxa de crescimento mais elevada. Jorgensen *et al.* (2000) verificaram que as digestibilidades da gordura e dos ácidos gordos eram relativamente elevadas quando os suínos eram alimentados com dietas que continham cinco por cento de óleo de peixe, óleo de colza ou óleo de coco, em comparação com uma dieta sem óleo. Pettigrew e Moser (2001) concluíram que se verificou uma melhoria consistente da taxa de crescimento e do rácio alimentação/ganho, bem como uma redução do consumo de ração em suínos em crescimento e em fase de acabamento alimentados com uma dieta que continha gordura (vegetal ou animal) a cinco por cento. Apple *et al.* (2007) verificaram que a formulação de dietas de acabamento com farinha de soja em vez de sebo bovino resultou num aumento da polinsaturação da gordura da barriga do porco, produzindo subsequentemente gordura macia. Benz *et al.* (2011) utilizaram gordura branca de escolha e óleo de soja a níveis de cinco por cento em suínos e verificaram um melhor ganho e eficiência alimentar com o óleo de soja.

Nichols *et al.* (1991) não observaram qualquer diferença no desempenho de crescimento devido à alimentação com 7,5 por cento de óleo de soja ou sebo. Brumm e Peo (1994) não encontraram qualquer diferença no ganho médio diário e na eficiência alimentar de suínos alimentados com uma dieta que continha cinco por cento de óleo vegetal misturado ou sebo. Gatlin *et al.* (2002a) referiram que, quando o óleo de soja foi substituído por gordura animal na alimentação dos suínos, a taxa de crescimento, o peso da carcaça, a percentagem de molho, o pH e a cor do lombo da carne não foram afectados, mas o consumo de ração e a eficiência alimentar diminuíram. Não se registaram diferenças no desempenho do crescimento e nas caraterísticas da carcaça dos suínos alimentados com dietas que continham cinco por cento de sebo ou de óleo de girassol (Mitchaothai *et al.*, 2007) ou cinco por cento de sebo, gordura de aves ou óleo de soja (Apple *et al.*, 2009b).

2.3 EFEITO DA ALIMENTAÇÃO COM GORDURA ANIMAL

2.3.1 Classificação e definição de Gordura animal

Overland *et al.* (1994), Patience *et al.* (1995) e Gunstone (1996) referiram que a gordura fundida, um subproduto da indústria de abate que consiste em banha, sebo e gordura de aves de capoeira, é uma fonte de gordura comummente utilizada nas dietas dos suínos, mas a sua utilização foi limitada devido a um elevado teor de ácidos gordos não polares de cadeia longa, saturados (palmítico e esteárico) (44,90 por cento). Meeker (2006) explicou que o sebo é principalmente derivado de tecido de carne de bovino fundido, mas pode conter outras gorduras animais, enquanto a gordura branca de escolha é derivada principalmente de tecido de porco e a gordura amarela é principalmente de gordura de restaurante/óleo de cozinha, mas pode conter outras fontes de gordura fundida.

Os valores energéticos das diferentes gorduras animais para os suínos são indicados a seguir.

Valor energético da gordura animal utilizada na alimentação dos suínos (NRC, 1998)

Sr. nº.	Gordura animal	DE kcal/kg	ME kcal/kg
1	Sebo	8000	7680
2	Banha de porco	8285	7950
3	Gordura de aves de capoeira	8520	8180
4	Massa branca de eleição	8290	7950
5	Gordura de restaurante/gordura amarela	8550	8205

2.3.2 Valor energético da gordura animal

Bourdon *et al.* (1987) estimaram os valores de DE em 7900, 7900 e 7500 kcal/kg para a gordura animal, banha e sebo, respetivamente, para suínos. O valor de EM da gordura animal foi registado como 8500 kcal/kg (NRC, 1998) e 7800 kcal/kg (Tokach *et al.*, 1989) para suínos. Galloway e Ewan (1989) registaram um valor médio de 9510, 8240, 7880 e 7700 kcal/kg para a energia bruta (GE), DE, ME e ME corrigida pelo azoto, respetivamente, para a gordura animal, enquanto Beaulieu *et al.* (2009) registaram um valor GE de 9240 kcal/kg para o sebo.

2.3.3 Efeito da suplementação de gordura animal na dieta de suínos

2.3.3.1 Efeito no crescimento e na eficiência alimentar

Verificou-se um aumento do ganho diário e da eficiência alimentar em suínos alimentados com sebo ou banha de porco a um nível de cinco por cento do que os alimentados com uma dieta de controlo sem óleo (Keaschall *et al.*, 1983; Chiba *et al.*, 1985; Cera *et al.*, 1989a). Os suínos alimentados com sebo a 0,33 e 0,75 por cento do peso corporal (Galloway e Ewan, 1989), 5 e 22 por cento (Liao e Venum, 1994) e zero e cinco por cento (Eggert *et al.*, 1998a) apresentaram um ganho médio diário melhorado. Registou-se um aumento do consumo de ração e da eficiência alimentar em suínos alimentados com uma dieta que continha sebo a 5 e 7,5 por cento (Nichols *et al.*, 1991), banha a seis por cento (Lawrence *et al.*, 1994) e gordura branca de escolha a seis por cento (Smith *et al.*, 1996). Estudos efectuados por Duxbury-Berg (1999) mostraram que a adição de cinco por cento de sebo às rações de suínos em crescimento e terminação resultou numa redução de 50 por cento dos níveis de poeira aérea no confinamento e melhorou o desempenho do crescimento dos animais. Tartrakoon *et al.* (1999) referiram que, de entre seis fontes de gordura utilizadas na alimentação dos suínos, a banha de porco e o óleo de soja produziram um desempenho de crescimento significativamente mais elevado do que o sebo, o óleo de farelo de arroz e o óleo de palma. Gatlin *et al.* (2002a) registaram um aumento linear do consumo de ração e da eficiência alimentar quando o óleo de soja substituiu a gordura animal na alimentação dos suínos, mas a taxa de crescimento não foi afetada. Beaulieu *et al.* (2009) realizaram uma experiência utilizando sebo a 0,5 e 4 por cento nas rações para suínos e registaram um aumento linear da taxa de crescimento com o aumento da concentração de energia na dieta.

Brumm *et al.* (1982) (cinco por cento de banha de porco), Li *et al.* (1990) (gordura branca de escolha a cinco por cento), Brumm e Peo (1994) (sebo a cinco por cento), Reis *et al.* (2000) (sebo a quatro e oito por cento), Guo *et al.* (2006) (3,5 por cento de sebo) e Apple *et al.* (2007) (cinco por cento de sebo ou óleo de soja) não registaram qualquer efeito significativo no desempenho de crescimento dos suínos alimentados com diferentes níveis de gordura. Lellis e Speer (1983) referiram que as porcas alimentadas com uma dieta que continha 15% de sebo não apresentavam diferenças na taxa de ganho em relação às porcas alimentadas com 27% de dextrose. Dudley *et al.* (1996) compararam o efeito do sebo e do óleo de milho a 15% na dieta sobre o desempenho de crescimento dos suínos e não observaram qualquer diferença significativa entre os grupos. Bee *et al.* (2002) realizaram uma experiência em suínos utilizando cinco por cento de sebo ou óleo de soja com dietas de baixa e alta energia (8,8 e 13,8 MJ de DE/kg) e concluíram que o desempenho de crescimento melhorou significativamente na concentração de alta energia, mas não houve diferença entre as fontes de gordura da dieta. Não foram observadas diferenças significativas na taxa de crescimento, no consumo de ração e na eficiência alimentar dos suínos quando alimentados com dietas que continham gordura branca de escolha parcialmente hidrogenada a cinco por cento (Gatlin *et al.*, 2003), óleo de canola ou sebo a dois e cinco por cento (Dugan *et al.*, 2004a), óleo de peixe a 10 por cento ou sebo a dois por cento (Hsu *et al.*, 2004) e sebo ou glicerol a três por cento (Huang *et al.*, 2010). O peso corporal final, o consumo médio diário de ração, o ganho médio diário e o rácio ração/ganho não foram significativamente diferentes entre os suínos alimentados com cinco por cento de sebo de bovino ou óleo de girassol na dieta (Mitchaothai *et al.*, 2007; Mitchaothai *et al.*, 2008a). Apple *et al.* (2009a) não observaram qualquer diferença no ganho médio diário, no consumo de ração ou na eficiência alimentar em suínos alimentados com uma dieta que continha cinco por cento de sebo de bovino, gordura de aves ou óleo de soja. Realini *et al.* (2010) formularam dietas para suínos com 10% de sebo, óleo de girassol ou óleo de linhaça e não encontraram diferenças no ganho médio diário e no consumo médio diário de ração entre os grupos de tratamento. Lee *et al.* (2011a) não encontraram diferenças no ganho médio diário, no consumo médio diário de ração e na eficiência de conversão alimentar ao alimentar dietas contendo 3% de sebo com outras fontes de energia (15% de gérmen de milho, 5% de glicerol ou 15% de óleo de palmiste).

Lawrence e Maxwell (1983) observaram uma diminuição do consumo de ração com o aumento dos níveis de gordura branca de escolha (0, 4, 8 e 12 por cento) na dieta de suínos. Benz *et al.* (2011) utilizaram cinco por cento de gordura branca de escolha ou óleo de soja na dieta de suínos e encontraram um maior ganho médio diário no grupo alimentado com óleo de soja. No entanto, não foram observadas diferenças no consumo médio de ração ou na eficiência alimentar.

2.3.3.2 Efeito na digestibilidade dos nutrientes

Cera *et al.* (1988) incluíram óleo de milho, sebo ou banha de porco a oito por cento na dieta dos suínos e observaram uma melhor retenção de azoto e digestibilidade da matéria seca, enquanto a digestibilidade aparente do extrato etéreo aumentou durante a primeira e a segunda semana de pós-desmame, mas atingiu um patamar depois disso. Verificou-se uma melhor digestibilidade da matéria seca e do azoto e uma melhor retenção de azoto e de energia em suínos alimentados com uma dieta com sebo a 0,33 e 0,75 por cento do peso corporal (Galloway e Ewan, 1989), com gordura branca de escolha a 10 por cento (Li *et al.*, 1990) e com banha de porco a seis por cento da dieta (Lawrence *et al.*, 1994). Liao e Venum (1994) referiram que uma dieta de alta energia contendo 22% de banha de porco tinha digestibilidades aparentes mais elevadas da matéria seca e do extrato etéreo e uma maior retenção de EM por dia em marrãs, em comparação com as alimentadas com uma dieta de energia normal (contendo 5,15% de banha de porco). Overland *et al.* (1994) referiram que a digestibilidade ileal aparente e global da gordura bruta e dos ácidos gordos totais, a digestibilidade aparente da matéria seca, do azoto e do cálcio e a retenção de azoto e energia aumentaram nos suínos alimentados com dietas com seis por cento de gordura fundida. Reis *et al.* (2000) observaram um aumento da digestibilidade aparente do extrato etéreo e da energia em suínos alimentados com uma dieta com oito por cento de sebo em comparação com a dieta com quatro por cento de sebo. A gordura fundida suplementada a 5, 10 e 15 por cento na ração de porcos em lactação aumentou a digestibilidade da gordura e do extrato isento de azoto (NFE) e diminuiu a digestibilidade da fibra bruta, enquanto a digestibilidade da matéria seca e da proteína bruta não foi afetada (Thiruveni, 2003).

A suplementação dietética de sebo a um nível de cinco por cento em suínos não alterou a utilização de minerais (Atteh e Leeson, 1983) e a digestibilidade da proteína e da energia (Keaschall *et al.*, 1983; Garry *et al.*, 2007; Huang *et al.*, 2010). A ausência de diferenças significativas na digestibilidade da matéria seca, do azoto e da energia em suínos também foi relatada por Huang *et al.* (2010) (suplementação dietética de sebo ou glicerol a três por cento) e Hong *et al.* (2012) (3,32 por cento de gordura animal ou suplementação de óleo de soja).

Tullis e Whitemore (1980) observaram uma digestibilidade do extrato etéreo significativamente mais baixa (37%) em suínos alimentados com uma dieta que continha 5% de sebo do que a do controlo (66%). Lawrence e Maxwell (1983) observaram uma diminuição da eficiência de utilização da energia digestível (6926 a 7405 kcal/kg de ganhos) em suínos alimentados com gordura branca de escolha adicionada (níveis de 0, 4, 8 e 12 por cento). Cera *et al.* (1988, 1990), Li *et al.* (1990) (ambos com níveis de oito por cento) e Lauridsen *et al.* (2007) (com um nível de cinco por cento) demonstraram que os suínos alimentados com uma dieta que continha gordura animal (sebo ou banha) tinham uma digestibilidade inferior à das gorduras vegetais (milho ou óleo de soja). Jones *et al.* (1992) verificaram que a digestibilidade aparente do extrato etéreo era significativamente mais baixa nos suínos alimentados com sebo e banha de porco (80,9 e 84,8%, respetivamente) do que nos alimentados com óleo de soja e óleo de coco (89,5 e 88,8%, respetivamente). Mitchaothai *et al.* (2008b) referiram que a digestibilidade da gordura bruta das dietas com cinco por cento de sebo de vaca (73,68 por cento) era inferior à das dietas com 4,5 por cento de óleo de girassol (81,56 por cento) em suínos.

2.3.3.3 Efeito nas caraterísticas da carcaça

Liao e Venum (1994) registaram uma maior espessura de gordura dorsal em suínos alimentados com uma dieta que continha 22% de banha do que com 5%. Lee *et al.* (2011b) observaram melhorias na qualidade da carne de porco (pH, cor, marmoreio e firmeza) em suínos alimentados com uma dieta suplementada com três por cento de sebo.

Keaschall *et al.* (1983) e Cera *et al.* (1989b) não observaram qualquer diferença na espessura da gordura dorsal quando os suínos foram alimentados com sebo ou banha a um nível de cinco por cento. Miller *et al.* (1990) não observaram qualquer diferença nos parâmetros sensoriais, nas pontuações de marmoreio, na cor da carne magra, na firmeza ou nas pontuações de textura entre o grupo de controlo e o grupo suplementado com gordura (dez por cento de gordura animal, óleo de girassol, óleo de canola ou óleo de cártamo), ao passo que a pontuação de aceitabilidade geral foi mais elevada neste último. Não se registaram diferenças significativas nos parâmetros da carcaça de suínos alimentados com uma dieta que continha sebo a 5 e 7,5 por cento (Nichols *et al.*, 1991), gordura branca de escolha a 1,5 e 6 por cento (Smith *et al.*, 1996), sebo de vaca a zero e cinco por cento (Eggert *et al.*, 1998a), sebo a zero, quatro e oito por cento (Reis *et al.*, 2000) e banha de porco e banha de porco parcialmente hidrogenada a três por cento (Bochicchio *et al.*, 2005). Bee *et al.* (2002) realizaram uma experiência em suínos utilizando cinco por cento de sebo ou óleo de soja com dietas de baixa e alta energia (8,8 e 13,8 MJ de DE/kg) e afirmaram que as caraterísticas da carcaça foram melhoradas pela concentração de energia, mas não pelas fontes de gordura da dieta. Gatlin *et al.* (2002a) substituíram o óleo de soja por gordura animal na dieta de suínos e não observaram qualquer alteração no peso da carcaça, na profundidade do lombo, na cor, na perda por gotejamento e na percentagem de molho. Dugan *et al.* (2004a) utilizaram óleo de canola ou sebo em níveis de dois e cinco por cento na dieta de marrãs e galinhas e não encontraram diferenças na perda por gotejamento, marmoreio, cor, pH e gordura intramuscular. As caraterísticas da carcaça não diferiram nos suínos alimentados com cinco por cento de sebo de bovino ou óleo de girassol na dieta (Janik *et al.*, 2005; Mitchaothai *et al.*, 2007; Mitchaothai *et al.*, 2008a). Apple *et al.* (2007) concluíram que a fonte de gordura não afectou a cor, a espessura e a firmeza da barriga dos suínos alimentados com uma dieta que continha cinco por cento de sebo ou de óleo de soja. Não foram observados efeitos significativos nas caraterísticas da carcaça e no teor de gordura da carcaça em suínos alimentados com sebo a 0,5 e 4 por cento da dieta (Beaulieu *et al.*, 2009). Apple *et al.* (2009c) afirmaram que a composição da carcaça não foi alterada pela fonte de gordura (cinco por cento de sebo bovino, gordura de aves ou óleo de soja) incluída nas dietas de suínos em crescimento e terminação. Realini *et al.* (2010) formularam uma dieta para suínos com 10 por cento de sebo, óleo de girassol ou óleo de linhaça e não encontraram diferenças nas caraterísticas da carcaça entre os grupos de tratamento. Do mesmo modo, Benz *et al.* (2011) utilizaram cinco por cento de gordura branca de escolha ou óleo de soja e verificaram que a fonte de gordura da dieta não afectou a profundidade da gordura dorsal, a profundidade do lombo ou a percentagem de carne magra dos suínos. Browne (2011) também verificou que não houve efeito significativo da inclusão de sebo de vaca (três e cinco por cento) na cor, na perda por cozedura e nas caraterísticas sensoriais da carne de porco. Lee *et al.* (2011a) não encontraram efeitos significativos da dieta sobre o peso da carcaça, a percentagem de toucinho, a espessura do toucinho ou a percentagem de carne magra sem gordura ao alimentar três por cento de sebo com outras fontes de energia (gérmen de milho, óleo de palmiste ou glicerol).

2.3.3.4 Efeito no perfil lipídico sérico

Thacker *et al.* (1981) verificaram que a adição de sebo (10%) aumentava significativamente o nível de colesterol plasmático total (98 mg/dl), enquanto a adição de ácido propiónico (5%) diminuía significativamente o nível de colesterol plasmático (76 mg/dl) nos suínos, em comparação com o da dieta de controlo (87 mg/dl). Baldner-Shank *et al.* (1987) referiram que os porcos alimentados com sebo (15,6%) apresentavam níveis mais elevados de colesterol plasmático, de lipoproteínas de baixa densidade (LDL) e de lipoproteínas de alta densidade (HDL) do que os porcos alimentados com óleo de soja (15,6%). Cera *et al.* (1989b) registaram níveis mais elevados de triglicéridos no soro (60,02 mg/dl) em suínos alimentados com uma dieta com oito por cento de sebo do que no grupo não suplementado (32,48 mg/dl).

Jones *et al.* (1992) afirmaram não haver diferença significativa no colesterol total sérico, triglicéridos, colesterol LDL e HDL e rácio HDL/LDL entre suínos alimentados com uma dieta contendo 10% de sebo, banha, óleo de soja ou óleo de coco. Gallardo *et al.* (2008) registaram 77,46, 30,60, 38,19, 43.25 mg/dl para o colesterol total, colesterol HDL e LDL e triglicéridos, respetivamente, em suínos com 45 dias de idade (alimentados com uma ração com 18 por cento de PC e 2450 kcal de NE/kg), enquanto os valores correspondentes em suínos com 190 dias de idade (alimentados com uma ração com 16 por cento de PC e 2375 kcal de NE/kg) foram 125,81, 51,95, 63,42 e 50,04 mg/dl.

2.3.3.5 Efeito no perfil lipídico muscular

Leszczynski *et al.* (1992) não observaram qualquer diferença significativa no teor de colesterol total (2,15 e 2,27 g/100g) e de triglicéridos (1,77 e 1,80 g/100g) do músculo longissimus de suínos alimentados com uma dieta com quatro por cento de sebo, em comparação com os grupos de controlo. Harris *et al.* (1993) não encontraram qualquer diferença significativa no conteúdo de colesterol total dos músculos longissimus (4,33 e 4,37 g/100g) e semitendinosus (4,20 e 3,90 g/100g) entre os porcos alimentados com uma dieta com 11% de sebo e o grupo de controlo. Klingenberg *et al.* (1995), Martins *et al.* (2005) e Rideout *et al.* (2008) observaram que, embora o tipo de alimentação possa afetar o nível de colesterol no soro dos suínos, o nível de colesterol nos músculos manteve-se relativamente estável. Por outro lado, Pike (1999) e Bryhni *et al.* (2002) referiram que o tipo de gordura fornecida aos suínos influenciará a composição em ácidos gordos da sua gordura dorsal e a qualidade da carne. Fontanillas *et al.* (1997) e Kreuzer *et al.* (2002) não encontraram diferenças significativas no teor de colesterol do músculo longissimus de suínos alimentados com diferentes fontes de gordura na dieta a um nível de quatro por cento (sebo, banha, óleo de soja ou óleo de canola). Grela e Kondek (2000) e Kouba *et al.* (2003) não observaram diferenças significativas no teor de colesterol do lombo em resultado da suplementação com óleo de soja e sebo a cinco por cento. Rey *et al.* (2004) também registaram que o teor de colesterol total do músculo longissimus era de 33,5 a 37,3 mg/100 g em suínos alimentados em sistema de liberdade. Kim *et al.* (2008) registaram 63,63 mg de colesterol total por 100 g de músculo longissimus dorsi de suínos (abatidos com 86 kg de peso corporal) alimentados com uma dieta comercial. Hanczakowski *et al.* (2009) não conseguiram encontrar qualquer diferença significativa no nível de colesterol total do músculo longissimus entre os suínos alimentados com uma dieta com cinco por cento de sebo de bovino, colza, óleo de coco ou manteiga e concluíram que o perfil de ácidos gordos do músculo do suíno era estável e dependia, em relativamente pequena medida, da composição de ácidos gordos da gordura da dieta. Parunovic *et al.* (2012) registaram uma concentração de colesterol total no músculo longissimus de 61,7 a 63,1 mg/100 g em suínos alimentados com uma dieta contendo milho e farinha de soja.

Baldner-Shank *et al.* (1987) observaram um nível de colesterol significativamente mais elevado no coração (5,6 e 5 mg/g de MS do órgão) e no músculo esquelético (3 e 2,8 mg/g de MS do órgão), respetivamente, no grupo alimentado com óleo de soja (15,6%) em comparação com o grupo alimentado com sebo (15,6%).

3. MATERIAIS E MÉTODOS

Foram realizadas duas experiências de alimentação no Centro de Produção e Investigação de Suínos, Faculdade de Ciências Veterinárias e Animais, Mannuthy, para estudar o efeito das modificações da dieta no perfil lipídico de suínos alimentados com gordura animal.

EXPERIMENTAÇÃO

Foi efectuado um estudo de crescimento durante um período de 70 dias em leitões desmamados da raça Large White Yorkshire para determinar o efeito da substituição do milho por gordura animal a 50 e 100 por cento e da suplementação de gordura animal na ração de controlo a cinco por cento.

3.1 Materiais experimentais

3.1.1 Animais

Quarenta leitões desmamados, fêmeas, da raça Large White Yorkshire, com 116,65±1,84 dias de idade e uma média de 24,02±0,53 kg de peso corporal, pertencentes ao Centro de Produção e Investigação de Suínos, Mannuthy, foram utilizados como animais experimentais. Todos os leitões foram vacinados contra a peste suína clássica imediatamente após o desmame e a vacina de reforço foi administrada após três meses. Foram desparasitados com suspensão de albendazol através da ração antes do início da experiência e repetidos novamente antes da vacina de reforço. A placa-1 mostra os leitões fêmeas da raça Large White Yorkshire mantidos na experiência. Os quarenta leitões foram divididos aleatoriamente em quatro grupos tão uniformes quanto possível no que respeita à idade e ao peso. Os leitões de cada grupo foram distribuídos aleatoriamente por cinco celas, com dois leitões em cada cela.

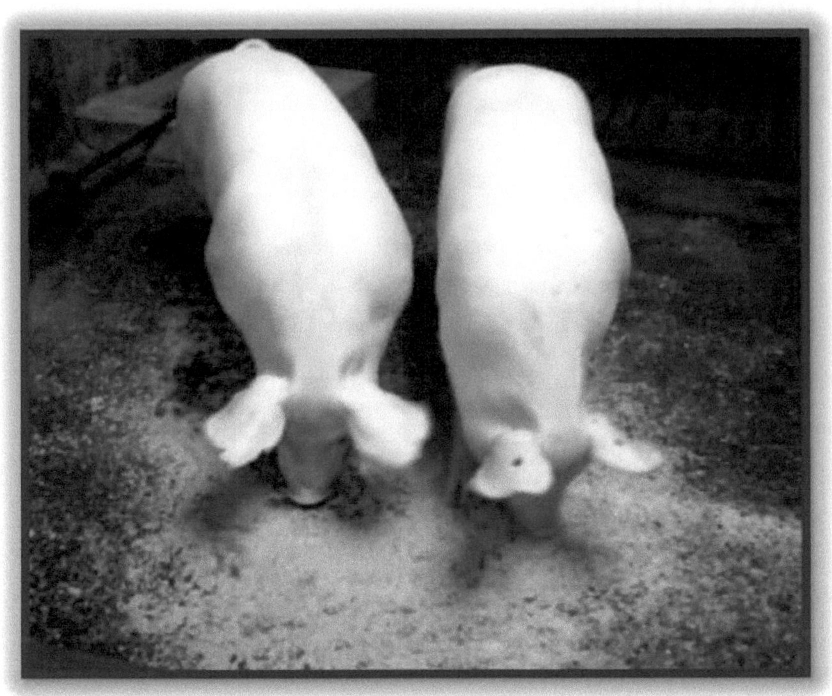

Placa 1. Animais experimentais-Leitões fêmeas da raça Yorkshire

3.1.2 Rações

Os animais foram alimentados com uma ração padrão de crescimento com 18% de proteína bruta (PC) e 3265 kcal de energia metabolizável (EM) /kg de ração até 50 kg de peso corporal e uma ração de acabamento com 16% de PC e 3265 kcal de EM /kg de ração a partir de 50 kg de peso corporal, de acordo com o NRC (1998). Os leitões de quatro grupos foram distribuídos aleatoriamente pelos quatro tratamentos dietéticos da seguinte forma,

T1- Ração de controlo segundo o NRC (1998)

T2- 50 por cento de milho da ração de controlo substituído por gordura animal

T3- 100 por cento de milho da ração de controlo substituído por gordura animal

T4- Ração de controlo + cinco por cento de gordura animal adicionada

A composição dos ingredientes das rações de crescimento e de acabamento é apresentada nos quadros 1 e 2, respetivamente. A placa 2 mostra quatro rações experimentais utilizadas na experiência 1. Todas as rações experimentais foram suplementadas com AB2D3K, vitaminas do complexo B, zinco como óxido de zinco e antioxidante. Todas as rações eram isoproteicas e isocalóricas, exceto a T4.

Quadro 1. Composição dos ingredientes das rações para suínos em crescimento, %

Ingredientes	Rações experimentais para produtores			
	T1	T2	T3	T4
Milho amarelo	70	35	0	70
Sêmea de trigo	1.5	31	59.8	1.5
Farinha de soja	26.25	25.5	25.0	26.25
Gordura animal	0	6.5	13	5
Sal	0.5	0.5	0.5	0.5
Fosfato dicálcico	0.9	0.4	0	0.9
Calcite	0.85	1.1	1.7	0.85
Total	100	100	100	105
À mistura acima referida junta-se o seguinte				
Nicomix AB D K_{23}[1], *g*	25	25	25	25
Nicomix BE[2], g	25	25	25	25
Óxido de zinco[3], *g*	45	13	0	45
Antioxidante Oxylock[4], g	10	10	10	10
Custo por kg de ração[5], Rs.	18.05	17.66	17.30	19.37

[1] Nicomix A, B2, D3, K (Nicholas Piramal India Ltd, Mumbai) contendo vitamina A- 82 500 UI, vitamina B2-50 mg, vitamina D3-12 000 UI e vitamina K-10 mg por grama.

[2] Nicomix BE (Nicholas Piramal India Ltd, Mumbai), que contém vitamina B1-4 mg, vitamina B6-8 mg, vitamina B12-40 mg, niacina-60 mg, pantotenato de cálcio- 40 mg e vitamina E-40 mg por grama.

[3] Óxido de zinco (Nice Chemicals Pvt. Ltd., kochi) com 81,38% de Zn.

[4] O antioxidante Oxylock (Vetline Ltd., Indore) contém etoxiquina, hidroxitolueno butilado (BHT), quelantes e tensioativo.

[5] Custo calculado de acordo com o contrato de taxa para ingredientes fixado pela Faculdade de Ciências Veterinárias e Animais de Mannuthy para o ano 2011-2012.

Quadro 2. Composição dos ingredientes das rações para suínos de engorda, %

Ingredientes	Rações experimentais para os produtores de carne			
	T1	T2	T3	T4
Milho amarelo	74	37	0	74
Sêmea de trigo	3.6	34.7	64.9	3.6
Farinha de soja	20.5	19.7	19.2	20.5
Gordura animal	0	7	14	5
Sal	0.5	0.5	0.5	0.5
Fosfato dicálcico	0.65	0.10	0	0.65
Calcite	0.75	1.0	1.4	0.75
Total	100	100	100	105
À mistura acima referida junta-se o seguinte				
Nicomix AB D K_{23}[1], *g*	25	25	25	25

Nicomix BE[2] , g	25	25	25	25
Óxido de zinco[3] , g	30	0	0	30
Antioxidante Oxylock[4] , g	10	10	10	10
Custo por kg de ração[5] , Rs.	17.23	16.77	16.38	18.30

[1] Nicomix A, B2, D3, K (Nicholas Piramal India Ltd, Mumbai) contendo vitamina A- 82 500 UI, vitamina B2-50 mg, vitamina D3-12 000 UI e vitamina K-10 mg por grama.

[2] Nicomix BE (Nicholas Piramal India Ltd, Mumbai), que contém vitamina B1-4 mg, vitamina B6-8 mg, vitamina B12-40 mg, niacina-60 mg, pantotenato de cálcio- 40 mg e vitamina E-40 mg por grama.

[3] Óxido de zinco (Nice Chemicals Pvt. Ltd., kochi) com 81,38% de Zn.

[4] O antioxidante Oxylock (Vetline Ltd., Indore) contém etoxiquina, hidroxitolueno butilado (BHT), quelantes e tensioativo.

[5] Custo calculado de acordo com o contrato de taxa para ingredientes fixado pela Faculdade de Ciências Veterinárias e Animais de Mannuthy para o ano 2011-2012.

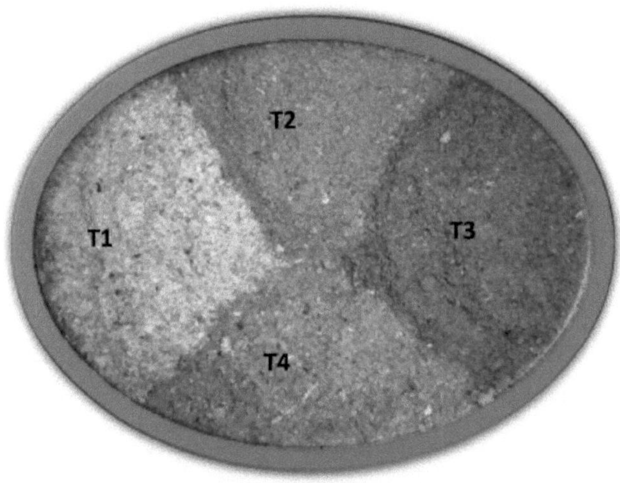

Placa 2. Quatro rações experimentais utilizadas na experiência

3.1.3 Gordura animal

A gordura animal fresca transformada foi obtida na Unidade de Tecnologia da Carne, Departamento de Tecnologia de Produtos Pecuários, Faculdade de Ciências Veterinárias e Animais, Mannuthy, à medida que a ração era preparada. A gordura animal é uma mistura principalmente de gordura de bovino (sebo) e de gordura de suíno (banha) e um pouco de gordura de aves. A placa 3 mostra a gordura animal utilizada na preparação das rações experimentais.

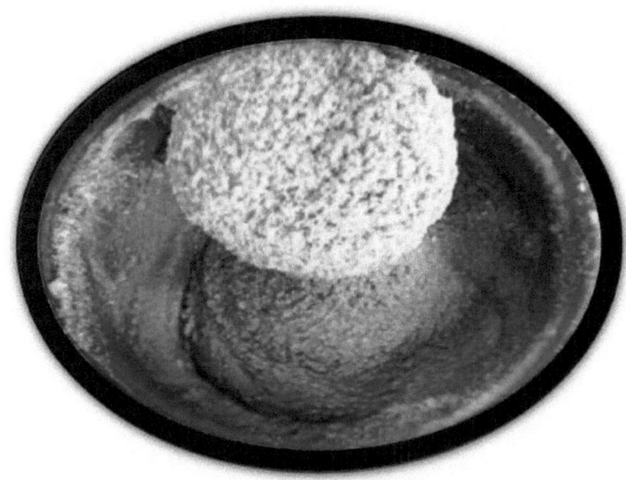

Placa 3. Gordura animal utilizada na experiência

3.2 Métodos experimentais

3.2.1 Alojamento e gestão

Os leitões de cada réplica foram alojados em celas separadas, no mesmo pavilhão, com instalações para alimentação e abeberamento. Todos os animais foram mantidos em condições de maneio idênticas. Os animais eram lavados e as celas limpas todos os dias antes da alimentação. A alimentação foi oferecida duas vezes por dia, às 10h00 da manhã e às 15h00 da tarde. Durante todo o período experimental, foi seguida uma alimentação restrita, permitindo que os animais consumissem o máximo que pudessem, num período de uma hora, e a ração restante foi recolhida e pesada após cada alimentação. Foi fornecida água potável limpa *ad libitum* em todos os recintos durante todo o período experimental.

3.2.2 Ensaio de alimentação

Os animais experimentais dos quatro tratamentos dietéticos foram mantidos nos seus respectivos regimes alimentares durante o período experimental de 70 dias. Os porcos foram pesados no início da experiência e, posteriormente, a intervalos de quinze dias. O consumo diário de ração foi registado. A eficiência da conversão alimentar e o ganho médio diário foram calculados. O quadro 4 mostra a pesagem dos leitões experimentais.

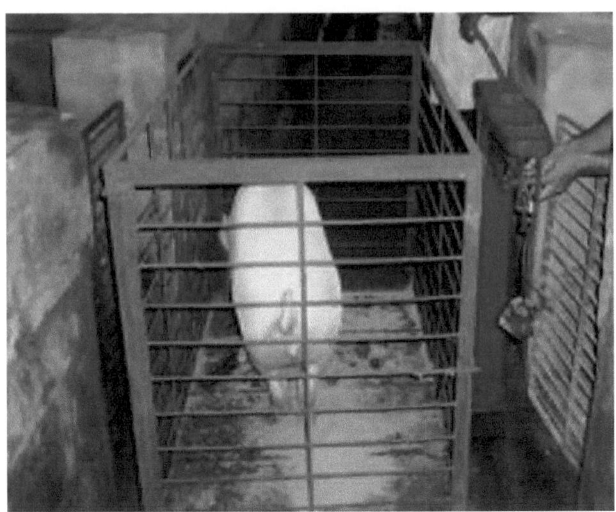

Placa 4. Pesagem dos leitões experimentais

3.2.3 Ensaio de digestão

O ensaio de digestibilidade foi realizado no final da experiência para determinar a digestibilidade dos nutrientes e a disponibilidade percentual de minerais das dietas experimentais através do método de recolha total. Antes do início do período de recolha propriamente dito, os animais foram submetidos a um período preliminar de três dias em que foram alimentados com a mesma quantidade de ração. As matérias fecais foram recolhidas durante três dias, à medida que eram evacuadas, não contaminadas com alimentos, sujidade ou urina. A matéria fecal recolhida diariamente de cada animal foi pesada e foram colhidas amostras representativas (10%) depois de bem misturadas. Estas amostras foram colocadas em sacos de polietileno com revestimento duplo, etiquetadas e mantidas num congelador (-20^0 C) até serem analisadas. As amostras representativas da ração oferecida e da ração de equilíbrio foram também colhidas diariamente durante o período de recolha, tendo sido agrupadas e colhidas subamostras para análise. As amostras de fezes congeladas foram retiradas e deixadas a descongelar antes da amostragem. Três dias de recolha do mesmo animal foram misturados e as amostras representativas foram recolhidas para análise. A amostra fresca foi processada para a digestão da humidade, das proteínas brutas e das cinzas húmidas. Uma parte da amostra foi seca a 70^0 C para outras análises químicas e a restante foi novamente mantida no congelador como amostra de referência.

3.2.4 Estudos hematológicos

As amostras de sangue foram colhidas em tubos de ensaio limpos e secos, utilizando citrato de sódio como anticoagulante, antes do início da experiência e durante o abate. As amostras de sangue foram centrifugadas a 3000 rpm durante 20 minutos para separar o plasma. Os níveis plasmáticos de cálcio, magnésio, manganês, cobre e zinco foram analisados com um espetrofotómetro de absorção atómica (Perkin Elmer 3110) e o fósforo (Bernhart e Wreath, 1955) foi analisado por colorimetria, utilizando o spectronic 20D+.

3.2.5 Perfil lipídico do plasma

O colesterol total plasmático (Lie, 1976), o colesterol das lipoproteínas de alta densidade (HDL) (Haar, 1978) e os triglicéridos (Vowan, 1983) foram calculados utilizando um kit (AGAPPE DIAGNOSTICS LTD., Índia) num analisador de sangue automático - Mispa plus. Foram calculadas as lipoproteínas de densidade muito baixa (VLDL) (triglicéridos/5), o colesterol das lipoproteínas de baixa densidade LDL (colesterol total-HDL-VLDL) e os rácios HDL/LDL, LDL/HDL e colesterol total/HDL.

3.2.6 Perfil lipídico muscular

Os músculos Longissimus dorsi recolhidos durante o abate foram submetidos a um estudo do perfil lipídico de acordo com Folch et al. (1957) com modificações. Dois gramas de amostra de músculo foram homogeneizados com 20 ml de solução de Folch (clorofórmio e metanol na proporção de 2:1). Após uma hora de homogeneização, filtrou-se com papel de filtro n.º 1. Em seguida, foram adicionados 5 ml de solução de NaCl a 0,88% e mantidos durante uma hora para a separação das duas camadas. A camada superior foi removida cuidadosamente e descartada. A camada inferior, que contém lípidos e clorofórmio, foi condensada e o seu volume foi aumentado para 1,5 ml. Com esta solução, estimou-se o perfil lipídico utilizando kits de diagnóstico (AGAPPE DIAGNOSTICS LTD., Índia).

3.2.7 Análise química

As amostras de ração e de fezes foram analisadas quanto aos princípios proximais (AOAC, 1990) e os minerais como o cálcio, o magnésio, o zinco, o cobre e o manganês foram analisados com um espetrofotómetro de absorção atómica (Perkin Elmer 3110, EUA) após incineração húmida com ácido nítrico e ácido perclórico (2:1). O teor de fósforo das amostras de ração e de fezes foi analisado por colorimetria (método do vanado-molibdato, AOAC, 1990) utilizando o spectronic 20D+.

3.2.8 Utilização de energia

A energia bruta dos alimentos e das fezes foi estimada utilizando um calorímetro de bomba (calorímetro de camisa lisa, modelo: 1341, Parr instruments co., EUA) para determinar a utilização de energia dos suínos alimentados com quatro rações experimentais.

3.3 Estudo sobre o abate

Ao atingir o peso de abate de 70 kg, cinco animais de cada um dos quatro grupos de tratamento foram abatidos na Unidade de Tecnologia da Carne, Departamento de Tecnologia de Produtos Pecuários, Faculdade de Ciências Veterinárias e Animais, Mannuthy.

3.3.1 Dados sobre o abate

Foram registados os dados relativos ao peso da carcaça, ao comprimento da carcaça (do bordo anterior de 1st costela ao bordo anterior do osso pélvico), à espessura do toucinho dorsal (entre 10-11th costelas), à área de olho de lombo (entre 10-11th costelas) e ao peso dos órgãos internos, como o fígado, os rins, o coração, o baço, o diafragma, o estômago e o intestino. Foram calculados a percentagem de preparação e o peso dos órgãos internos em percentagem do peso corporal. O marmoreado da carne foi avaliado com base na tabela de classificação do USDA (1985) (em anexo, I).

3.3.2 Propriedades físico-químicas da carne

3.3.2.1 pH

O pH das amostras de carne foi registado por um medidor de pH digital (μ pH system-Systronics, Índia), tal como descrito por O'Halloan *et al.* (1997). Cerca de 50 g de carne picada foram colocados num copo de vidro e o elétrodo foi inserido na amostra sem deixar qualquer espaço de ar à volta do bolbo do elétrodo. O pH foi registado e a sonda foi cuidadosamente lavada com água destilada antes de cada leitura. O medidor de pH foi padronizado com soluções-tampão de pH 4 e 7 antes e depois da utilização.

3.3.2.2 Capacidade de retenção de água

A capacidade de retenção de água (WHC) das amostras foi determinada adoptando o método de centrifugação de acordo com Wardlaw *et al.* (1973) com uma ligeira modificação. Colocaram-se 5 g de amostra de carne num tubo de centrifugação calibrado e adicionaram-se 7,5 ml de solução de cloreto de sódio 0,6M. O conteúdo foi agitado durante um minuto com uma vareta de vidro. Depois de o manter durante 15 minutos a 4°C, a pasta de carne foi novamente agitada durante um minuto e imediatamente centrifugada a 6000 rpm durante 15 minutos. O volume do sobrenadante foi registado. A quantidade de solução adicionada retida pela carne foi registada como WHC em mililitros por 100 g de carne.

3.3.2.3 Cor

A cor das amostras de carne foi determinada utilizando o espetrofotómetro Hunterlab Miniscan XE plus (Virgínia, EUA) com iluminação difusa, conforme descrito por Boakye e Mittal (1996). O instrumento foi ajustado para medir Hunter 'L' (luminosidade), 'a' (vermelhidão) e 'b' (amarelecimento) utilizando o iluminante 45/0 e um observador padrão de 10° com um tamanho de abertura de 2,54 cm. O colorímetro foi calibrado com azulejos pretos e brancos e o seu resultado registado com "L" de preto =0 e "L" de branco 100, "a" de verde = (-80) e "a" de vermelho =100 e "b" de azul = (-50) e "b" de amarelo =70. A cor da amostra foi medida três vezes e os valores médios foram registados.

3.3.2.4 Perda por gotejamento

Uma amostra de carne de 25 g, pesada com precisão, foi embalada numa cobertura de polietileno de alta densidade e pendurada no frigorífico de forma a que as amostras de carne não tocassem no fundo da cobertura. Após um período de 24 horas, as amostras de carne foram retiradas cuidadosamente sem tocar na água do fundo, secas com um pano de papel e pesadas. A diferença de peso é igual à quantidade de água perdida pela carne durante a armazenagem e é calculada como perda por gotejamento (Lawrie, 1998).

3.3.3 Avaliação sensorial

Foi efectuada uma avaliação do painel gustativo do músculo longissimus de suínos alimentados com quatro rações experimentais. Foi colhida uma quantidade uniforme de amostras, que foram cozinhadas durante cerca de 20 minutos em água a ferver (100° C). As amostras cozinhadas foram arrefecidas à temperatura ambiente e servidas a membros do painel semi-formados no Departamento de Tecnologia de Produtos Pecuários, Faculdade de Veterinária e Ciência Animal, Mannuthy. Foi fornecido ao painelista um cartão de pontuação da escala hedónica de nove pontos (anexo II) (Peryam e Pilgrim, 1957) para avaliar a cor, o sabor, a suculência, a tenrura e a aceitabilidade global do produto cozinhado.

3.4 Histopatologia

Foram recolhidas amostras do coração (juntamente com a aorta), do fígado, dos rins e do baço de todos os animais durante o abate pertencentes aos quatro grupos de tratamento, tendo sido efectuado um estudo histológico para determinar se existia alguma anomalia grave. As lâminas foram preparadas pelo método de coloração com hematoxilina e eosina (H&E). As lâminas foram estudadas, interpretadas e foram tiradas fotografias microscópicas no Departamento de Anatomia e no Departamento de Patologia da Faculdade de Ciências Veterinárias e Animais, Mannuthy.

3.5 Análise custo-benefício

O custo de produção por kg de ganho foi calculado com base no ganho de peso corporal, no consumo total de ração e no custo da ração para chegar à economia da produção.

3.6 Análise estatística

Os dados recolhidos sobre os vários parâmetros foram analisados estatisticamente pelo método Completely Randomized Design (CRD), tal como descrito por Snedecor e Cochran (1994). As médias foram comparadas pelo teste de intervalo múltiplo de Duncan (DMRT) usando o software Statistical Package for Social Studies (SPSS. 17.0.1v, 2008).

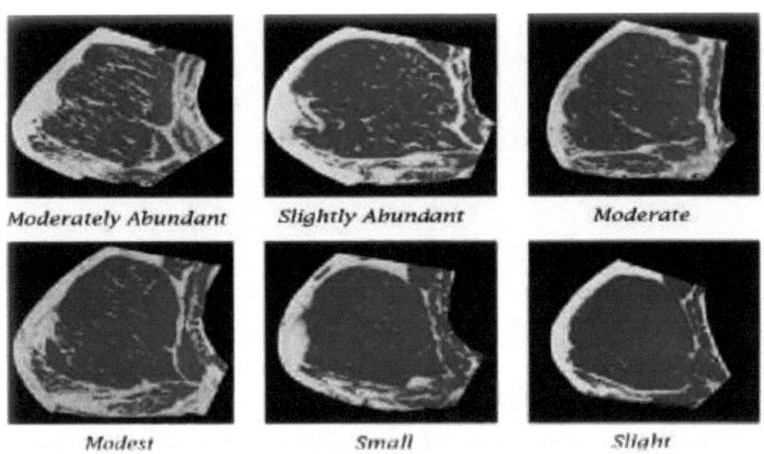

Appendix I. Marbling of meat (USDA grade chart)

Apêndice II. Ficha de pontuação para a avaliação do painel de provadores

Name of the Product: Loin eye area of pig　　Date:　　Sample No:

Colour	Flavour	Juiciness	Tenderness	Overall acceptability
Extremely Appealing	Delicious	More Juicy	Very Tender	More Acceptable
Appealing	Desirable	Juicy	Tender	Acceptable
Less appealing	Not so desirable	Less Juicy	Tough	Less Acceptable

<u>**Linhas de orientação para a apreciação**</u>: Se considerar que a cor do produto que lhe foi apresentado para avaliação pelo painel de provadores é extremamente apelativa, assinale com um visto qualquer uma das três caixas relativas à cor. A casa inferior significa que é menos apelativa e a casa central significa que é muito apelativa. O mesmo se aplica às outras caraterísticas: sabor, suculência, tenrura

e aceitabilidade global.

Especificar os eventuais comentários:

Nome e designação: Assinatura:

4. RESULTADOS

Os resultados do presente estudo são apresentados nos quadros sob vários títulos com figuras e placas adequadas.

4.1 . Composição química das rações experimentais

4.1.1 . Ração para produtores

A composição química percentual das rações de cultivo é apresentada no Quadro 5. As quatro rações experimentais para produtores T1, T2, T3 e T4 tinham 89,20, 90,56, 91,41 e 89,10 por cento de matéria seca, respetivamente. Estas rações tinham, em média, 17,88 a 18,25 por cento de proteína bruta, 3,10 a 13,69 por cento de extrato etéreo, 3,41 a 9,42 por cento de fibra bruta, 5,45 a 12,40 por cento de cinzas totais, 46,46 a 69,30 por cento de NFE e 1,05 a 6,63 por cento de cinzas insolúveis em ácido, respetivamente. O valor de GE para quatro rações de produtores foi de 4132,18, 4134,95, 4212,87 e 4436,27 kcal/kg, respetivamente.

As quatro rações experimentais para produtores tinham 0,58 a 0,78 por cento de cálcio, 0,58 a 0,85 por cento de fósforo, 0,14 a 0,40 por cento de magnésio, 15,92 a 69,99 ppm de manganês, 6,30 a 12,62 ppm de cobre e 65,56 a 88,52 ppm de zinco, respetivamente, com base na matéria seca.

4.1.2 Ração de acabamento

A composição química percentual das rações de acabamento é apresentada no Quadro 6. As quatro rações experimentais de acabamento T1, T2, T3 e T4 tinham 89,11, 90,41, 91,50 e 89,10 por cento de matéria seca, respetivamente. As quatro rações experimentais tinham, em média, 15,76 a 16,39 por cento de proteína bruta, 3,28 a 14,11 por cento de extrato etéreo, 3,52 a 9,40 por cento de fibra bruta, 5,23 a 12,47 por cento de cinzas totais, 58,61 a 71,07 por cento de NFE e 0,93 a 6,52 por cento de cinzas insolúveis em ácido, respetivamente. O valor do GE para quatro rações de acabamento foi de 4165,18, 4203,07, 4448,30 e 4390,61 kcal/kg, respetivamente.

As quatro rações experimentais de acabamento continham 0,60 a 0,77 por cento de cálcio, 0,54 a 0,83 por cento de fósforo, 0,13 a 0,37 por cento de magnésio, 15,91 a 69,85 ppm de manganês, 6,10 a 12,39 ppm de cobre e 64,95 a 88,50 ppm de zinco, respetivamente, com base na matéria seca.

Quadro 5. Composição química* das rações dos produtores

Parâmetros	Tratamentos (ração do produtor)[1]			
	T1	T2	T3	T4
Matéria seca, %	89.20±0.12	90.56±0.11	91.41±0.13	89.10±0.13
Proteína bruta, %	18.25±0.11	18.18±0.17	18.03±0.13	17.88±0.17
Extrato etéreo, %	3.10±0.05	8.53±0.09	13.69±0.10	7.75±0.06
Fibra bruta, %	3.72±0.11	6.58±0.13	9.42±0.10	3.41±0.07
Cinza total, %	5.64±0.17	9.50±0.20	12.40±0.18	5.45±0.24

Extrato isento de azoto, %	69.29±0.16	57.21±0.21	46.46±0.21	65.51±0.31
Cinza insolúvel em ácido, %	1.10±0.02	4.51±0.09	6.63±0.12	1.05±0.05
GE, kcal/kg	4132.18 ± 22.92	4134.95 ±14.98	4212.87 ±9.21	4436.27 ± 10.62
Cálcio, %	0.59±0.01	0.62±0.006	0.78±0.01	0.58±0.006
Fósforo, %	0.58±0.01	0.71±0.01	0.85±0.01	0.64±0.06
Magnésio, %	0.14±0.006	0.24±0.009	0.40±0.007	0.14±0.004
Manganês, ppm	16.78±0.38	39.14±1.76	69.99±1.18	15.92±0.25
Cobre, ppm	6.35±0.08	9.34±0.06	12.62±0.19	6.30±0.10
Zinco, ppm	71.52±1.29	67.19±2.23	88.52±1.15	65.56±0.91

* Com base em MS, exceto MS;[1] Média de quatro valores com SE

Quadro 6. Composição química* das rações de acabamento

Parâmetros	Tratamentos (ração de acabamento)[1]			
	T1	T2	T3	T4
Matéria seca, %	89.11±0.12	90.41±0.17	91.50±0.18	89.10±0.06
Proteína bruta, %	16.39±0.10	16.28±0.06	16.06±0.18	15.76±0.12
Extrato etéreo, %	3.28±0.06	9.04±0.11	14.11±0.07	8.05±0.04
Fibra bruta, %	3.73±0.07	6.54±0.10	9.40±0.03	3.52±0.13
Cinza total, %	5.54±0.15	9.54±0.12	12.47±0.14	5.23±0.10
Extrato isento de azoto, %	71.06±0.20	58.60±0.30	47.96±0.05	67.44±0.12
Insolúvel em ácido cinzas, %	1.04±0.06	4.29±0.13	6.52±0.16	0.93±0.06
GE, kcal/kg	4165.18 ±22.24	4203.07 ±17.05	4448.30 ±36.74	4390.61 ±31.34
Cálcio, %	0.62±0.02	0.65±0.01	0.77±0.02	0.60±0.007
Fósforo, %	0.55±0.02	0.72±0.02	0.83±0.01	0.54±0.02
Magnésio, %	0.13±0.008	0.25±0.01	0.37±0.02	0.13±0.01
Manganês, ppm	16.59±0.45	38.76±0.96	69.85±1.31	15.91±0.01
Cobre, ppm	6.15±0.15	9.17±0.08	12.39±0.15	6.10±0.20
Zinco, ppm	71.39±1.36	64.95±1.47	88.50±1.62	67.45±2.18

* Com base em MS, exceto MS;[1] Média de quatro valores com SE

4.2 Peso corporal, consumo de ração e eficiência da conversão alimentar

4.2.1 Peso corporal

Os dados relativos ao peso corporal dos suínos que receberam as quatro rações experimentais T1, T2, T3 e T4, registados quinzenalmente, são apresentados no Quadro 7 e representados graficamente na Fig. 1. Os pesos corporais finais médios iniciais dos leitões pertencentes aos quatro grupos foram 23,94, 23,96, 24,01, 24,18 kg e 80,85, 77,85, 71,50, 82,15 kg, respetivamente.

Quadro 7. Peso corporal médio quinzenal dos suínos alimentados com as quatro rações experimentais, kg

Quinzena	Tratamentos[1]				
	T1	T2	T3	T4	Valor P

0	23.94±1.30	23.96±1.55	24.01±1.19	24.18±1.12	1.00
1	34.19±1.71	34.09±1.74	32.95±1.07	34.57±1.42	0.89
2	44.54±2.04	43.62±2.15	40.92±1.39	45.52±1.82	0.37
3	56.87±2.35	55.15±2.48	50.87±1.76	57.79±1.90	0.15
4	68.00±2.31[b]	65.05±2.44[ab]	60.26±1.72[a]	69.10±2.01[b]	0.04*
5	80.85±2.76[b]	77.85±2.35[ab]	71.50±2.00[a]	82.15±2.77[b]	0.04*

[1]Média de 5 observações com SE

a, b- As médias com diferentes sobrescritos na mesma linha diferem significativamente *(P<0,05)

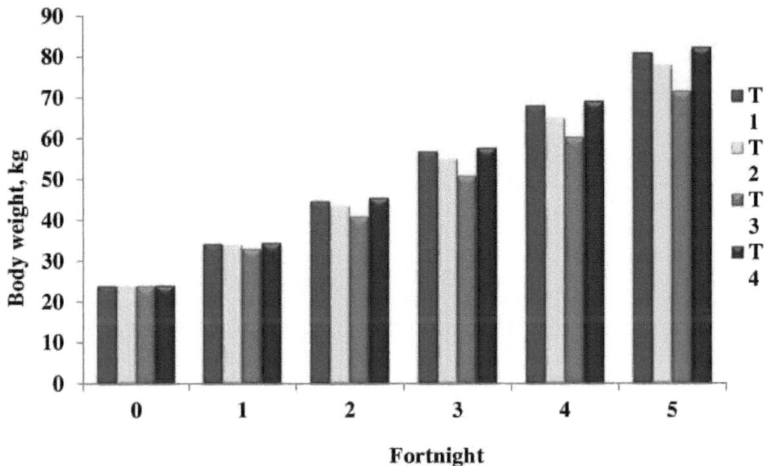

Fig. 1. Peso corporal médio quinzenal dos suínos alimentados com as quatro rações experimentais

4.2.2 Consumo de alimentos

Os dados sobre o consumo médio semanal de ração dos suínos que receberam as quatro rações experimentais T1, T2, T3 e T4 são apresentados no Quadro 8 e representados graficamente na Fig. 2. O consumo total de ração registado nos quatro tratamentos foi de 159,28, 154,98, 145,98 e 148,61 kg, respetivamente.

Quadro 8. Consumo médio semanal de ração dos suínos alimentados com as quatro rações experimentais, kg

Semana	Tratamentos[1]				
	T1	T2	T3	T4	Valor P
1	9.83±0.51	9.59±0.24	9.25±0.07	9.12±0.19	0.36
2	10.92±0.77	10.30±0.30	10.06±0.06	9.84±0.22	0.35

3	12.58±0.68	12.60±0.39	12.22±0.17	12.11±0.47	0.83
4	13.98±0.84[b]	13.29±0.53[b]	11.36±0.31[a]	13.74±0.54[b]	0.02*
5	17.14±0.81	16.70±0.66	15.58±0.42	16.62±0.52	0.37
6	17.52±0.75	17.38±0.66	15.65±0.71	16.76±0.34	0.19
7	18.22±0.69	17.74±0.39	16.81±0.67	17.13±0.33	0.29
8	19.18±0.75[b]	16.72±0.36[a]	17.43±0.51[a]	17.90±0.36[ab]	0.03*
9	18.86±0.57	19.05±0.66	17.73±0.28	17.56±0.26	0.09
10	21.05±0.53[b]	21.61±0.49[b]	19.89±0.32[b]	17.83±0.27[a]	0.00**
Consumo total de alimentos	159.28±6.54	154.98±4.42	145.98±3.30	148.61±3.12	0.20

[1]Média de 5 observações com SE

a, b- As médias com diferentes sobrescritos na mesma linha diferem significativamente

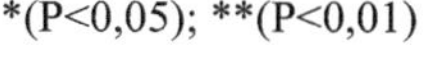
*(P<0,05); **(P<0,01)

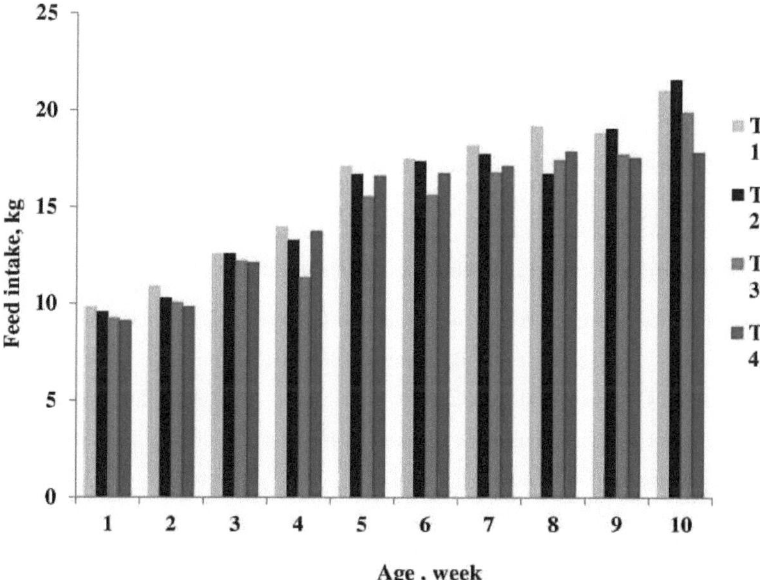

Fig. 2. Consumo médio semanal de ração (kg) dos suínos alimentados com as quatro rações experimentais

4.2.3 Ganho diário e eficiência da conversão alimentar de suínos em crescimento

O ganho médio diário e a eficiência de conversão alimentar dos suínos em crescimento mantidos com as quatro rações experimentais T1, T2, T3 e T4 são apresentados no Quadro 9 e representados graficamente nas Figuras 3 e 4. Os ganhos de peso médios dos suínos experimentais foram de 27,10,

25,49, 26,86 e 27,73 kg, respetivamente, nos quatro grupos. O ganho médio diário e a eficiência de conversão alimentar nos quatro grupos foram de 774,29, 728,29, 639,52 e 792,29 g e 2,37, 2,45, 2,75 e 2,22, respetivamente.

Quadro 9. Ganho médio diário e eficiência de conversão alimentar de suínos em crescimento mantidos com as quatro rações experimentais

Parâmetros	Tratamentos[1]				
	T1	T2	T3	T4	Valor P
Média inicial peso corporal, kg	23.94 ±1.30	23.96 ±1.55	24.01 ±1.19	24.18 ±1.12	1.00
Média final peso corporal, kg	51.04 ±2.13	49.45 ±2.41	50.87 ±1.76	51.91 ±1.85	0.86
Ganho de peso total, kg	27.10 ±0.89	25.49 ±0.92	26.86 ±0.80	27.73 ±0.82	0.34
Média diária aumento de peso, g	774.29 ±25.57[b]	728.29 ±26.28[b]	639.52 ±19.08[a]	792.29 ±23.42[b]	0.02*
Consumo total de alimentos, kg	64.45 ±3.50	62.48 ±2.01	73.82 ±1.70	61.43 ±1.88	0.08
Conversão alimentar eficiência	2.37 ±0.06[ab]	2.45 ±0.03[b]	2.75 ±0.05[c]	2.22 ±0.04[a]	0.00**

[1]Média de 5 observações com SE

a, b- As médias com diferentes sobrescritos na mesma linha diferem significativamente

*(P<0,05); **(P<0,01)

4.2.4 Ganho diário e eficiência da conversão alimentar de suínos em fase de acabamento

O ganho médio diário e a eficiência de conversão alimentar dos suínos de engorda mantidos com as quatro rações experimentais T1, T2, T3 e T4 são apresentados no Quadro 10 e representados graficamente nas Figuras 3 e 4. Os ganhos de peso médios dos suínos experimentais foram de 29,81, 28,40, 20,63 e 30,24 kg, respetivamente, nos quatro grupos. O ganho médio diário e a eficiência de conversão alimentar nos quatro grupos foram de 851,71, 811,43, 736,78 e 864,00 g e 3,18, 3,26, 3,50 e 2,89, respetivamente.

Tabela 10. Ganho médio diário e eficiência de conversão alimentar de suínos de engorda mantidos com as quatro rações experimentais

Parâmetros	Tratamentos[1]				
	T1	T2	T3	T4	Valor P
Média inicial peso corporal, kg	51.04 ±2.13	49.45 ±2.41	50.87 ±1.76	51.91 ±1.85	0.86
Média final	80.85	77.85	71.50	82.15	0.04*

peso corporal, kg	±2.76^{b}	±2.35^{ab}	±2.00^{a}	±2.77^{b}	
Peso total ganho, kg	29.81 ±0.72^{b}	28.40 ±0.29^{b}	20.63 ±0.53^{a}	30.24 ±1.11^{b}	0.00**
Média diária aumento de peso, g	851.71 ±20.48^{b}	811.43 ±8.37^{b}	736.78 ±18.79^{a}	864.00 ±31.67^{b}	0.03*
Alimentação total consumo, kg	94.83 ±3.27^{b}	92.50 ±2.50^{b}	72.16 ±1.64^{a}	87.18 ±1.42^{b}	0.00**
Conversão alimentar eficiência	3.18 ±0.06^{ab}	3.26 ±0.10^{b}	3.50 ±0.09^{b}	2.89 ±0.07^{a}	0.001**

[1]Média de 5 observações com SE

a, b- As médias com diferentes sobrescritos na mesma linha diferem significativamente *(P<0,05); **(P<0,01)

4.2.5 Ganho diário global e eficiência de conversão alimentar dos suínos

Os dados globais sobre o ganho médio diário e a eficiência da conversão alimentar dos suínos mantidos nas quatro rações experimentais T1, T2, T3 e T4 são apresentados no Quadro 11 e representados graficamente nas Figuras 3 e 4. O ganho de peso médio dos suínos durante todo o período foi de 56,91, 53,89, 47,49 e 57,97 kg, respetivamente, e os valores correspondentes para o ganho médio diário e a eficiência da conversão alimentar foram de 813,00, 769,86, 678,43 e 828,14 g e 2,80, 2,88, 3,08 e 2,57, respetivamente, para os suínos mantidos nas rações T1, T2, T3 e T4.

Tabela 11. Dados resumidos sobre o ganho médio diário e a eficiência da conversão alimentar dos suínos mantidos com as quatro rações experimentais

Parâmetros	Tratamentos[1]				
	T1	T2	T3	T4	Valor P
Peso corporal inicial médio, kg	23.94 ±1.30	23.96 ±1.55	24.01 ±1.19	24.18 ±1.12	1.00
Peso corporal final médio, kg	80.85 ±2.76^{b}	77.85 ±2.35^{ab}	71.50 ±2.00^{a}	82.15 ±2.77^{b}	0.04*
Ganho de peso total, kg	56.91 ±1.48^{b}	53.89 ±0.85^{b}	47.49 ±1.26^{a}	57.97 ±1.88^{b}	0.00**
Ganho de peso médio diário, g	813.00 ±21.20^{b}	769.86 ±12.16^{b}	678.43 ±18.06^{a}	828.14 ±26.80^{b}	0.00**
Consumo total de ração, kg	159.28 ±6.54	154.98 ±4.42	145.98 ±3.30	148.61 ±3.12	0.20

Eficiência de conversão alimentar	2.80 ±0.05[b]	2.88 ±0.05[bc]	3.08 ±0.06[c]	2.57 ±0.04[a]	0.00**

[1]Média de 5 observações com SE

a, b, c- As médias com diferentes sobrescritos na mesma linha diferem significativamente

*(P<0,05); **(P<0,01)

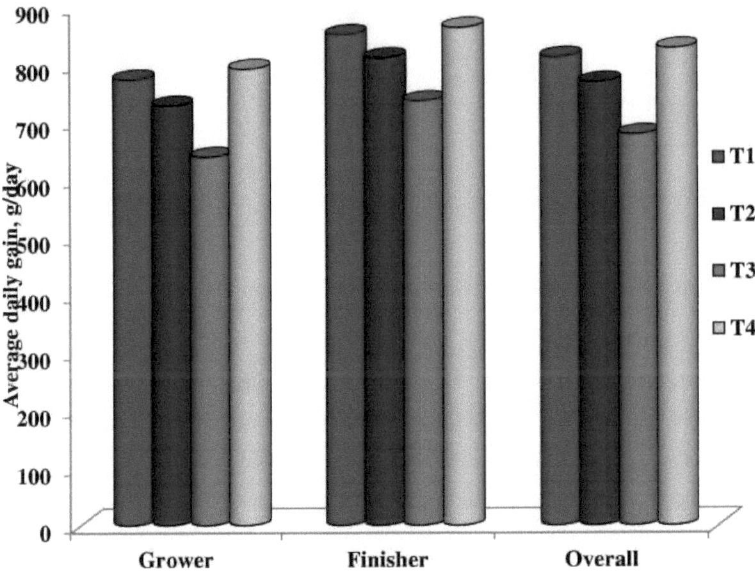

Fig. 3. Ganho médio diário dos suínos alimentados com as quatro rações experimentais

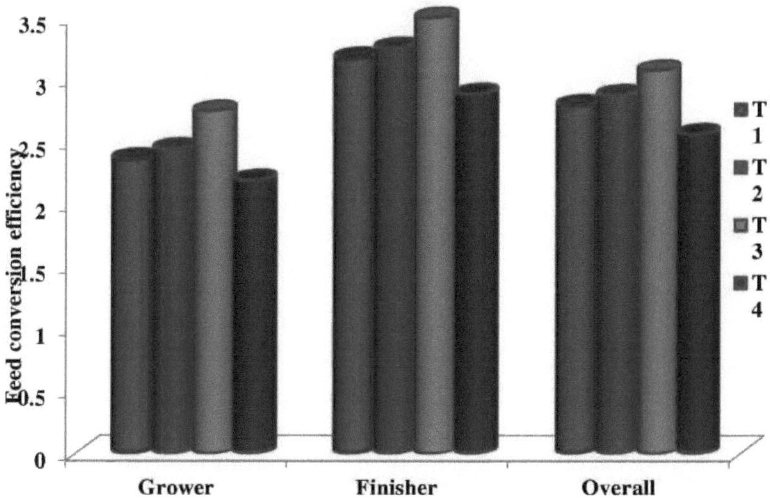

Fig. 4. Eficiência de conversão alimentar dos suínos alimentados com as quatro rações experimentais

4.3 Digestibilidade dos nutrientes

4.3.1 Composição química das fezes

A composição química das amostras fecais dos porcos alimentados com quatro rações experimentais T1, T2, T3 e T4 é apresentada no Quadro 12. As fezes das quatro rações experimentais T1, T2, T3 e T4 tinham, em média, 30,94 a 35,71% de matéria seca, 12,28 a 17,84% de proteína bruta, 7,32 a 18,60% de extrato etéreo, 11,59 a 13,95 de fibra bruta, 20,65 a 23,22% de cinzas totais, 31,13 a 41,91 de extrato isento de azoto e 8,79 a 15,16% de cinzas insolúveis em ácido. Os valores estimados de GE foram 4102.04, 3834.24, 3453.09 e 4090.08kcal/kg, respetivamente. As quatro amostras fecais tinham em média 0,99 a 1,79 por cento de cálcio, 1,11 a 2,06 por cento de fósforo, 0,33 a 0,44 por cento de magnésio, 32,58 a 74,24 ppm de manganês, 14,00 a 20,56 ppm de cobre e 89,00 a 185,80 ppm de zinco.

Quadro 12. Composição química das amostras fecais* de suínos alimentados com as quatro rações experimentais

Parâmetros	Tratamentos[1]			
	T1	T2	T3	T4
Matéria seca, %	31.14±0.19	33.19±0.37	35.71±0.45	30.94±1.16
Proteína bruta, %	17.84±1.08	12.90±0.51	12.28±0.61	15.00±0.57
Extrato etéreo, %	7.32±0.39	11.63±0.65	14.43±1.38	18.60±1.00

Fibra bruta, %	12.28±0.45	11.59±0.40	13.95±0.22	12.10±0.34
Cinza total, %	20.65±0.69	22.42±0.47	23.22±0.46	23.17±2.03
Extrato isento de azoto, %	41.91±1.66	41.46±1.15	36.12±1.61	31.13±2.75
Cinza insolúvel em ácido, %	8.79±0.32	12.55±0.13	15.16±0.48	10.97±1.29
GE das fezes, kcal/kg	4102.04±132	3834.24±94	3453.09±69	4090.08±141
Cálcio, %	1.69±0.05	1.02±0.02	0.99±0.02	1.79±0.12
Fósforo, %	1.82±0.11	1.23±0.08	1.11±0.05	2.06±0.06
Magnésio, %	0.33±0.02	0.37±0.01	0.44±0.02	0.34±0.02
Manganês, ppm	32.58±0.90	49.96±1.41	74.24±2.73	37.86±1.77
Cobre, ppm	16.84±0.58	14.00±0.46	14.23±0.46	20.56±1.04
Zinco, ppm	185.80±10.28	89.00±2.39	93.60±2.98	176.00±5.91

*Com base na matéria seca, exceto DM[1] Média de 5 observações com SE

4.3.2 Digestibilidade aparente dos nutrientes e disponibilidade de minerais

Os dados sobre a digestibilidade aparente dos nutrientes e a disponibilidade de minerais são apresentados na Tabela 13 e representados graficamente nas Figuras 5 e 6, respetivamente. A digestibilidade percentual das quatro rações T1, T2, T3 e T4 foi de 85,73, 72,18, 59,07 e 86,31 para a matéria seca, 87,95, 76,14, 64,00 e 88,85 para a matéria orgânica, 84,48, 77.59, 67.94 e 86.88 para proteína bruta, 67.60, 62.83, 58.62 e 68.23 para extrato etéreo, 55.36, 49.63, 38.84 e 57.56 para fibra bruta e 91.49, 80.48, 69.21 e 93.56 para NFE, respetivamente. Os valores de energia digestível das quatro rações experimentais foram 3558, 3104, 2837 e 3848 kcal/kg, respetivamente.

A disponibilidade percentual de minerais nas quatro rações alimentares T1, T2, T3 e T4 foi de 60,34, 55,28, 47,53 e 59,51 para o cálcio, 54,53, 51,38, 46,22 e 52,08 para o fósforo, 66.29, 58,82, 52,95 e 66,70 para o magnésio, 71,38, 64,13, 54,92 e 67,64 para o manganês, 62,02, 57,41, 53,08 e 57,32 para o cobre e 63,40, 61,48, 56,65 e 63,09 para o zinco.

Tabela 13. Digestibilidade aparente dos nutrientes e disponibilidade de minerais das quatro rações experimentais

Parâmetros	Tratamentos[1]				
	T1	T2	T3	T4	Valor P
Matéria seca, %	85.73 ±0.36^{c}	72.18 ±1.57^{b}	59.07 ±1.77^{a}	86.31 ±0.70^{c}	0.00**
Matéria orgânica, %	87.95 ±0.40^{c}	76.14 ±1.28^{b}	64.00 ±1.48^{a}	88.85 ±0.74^{c}	0.00**
Proteína bruta, %	84.48 ±0.68^{c}	77.59 ±1.03^{b}	67.94 ±2.39^{a}	86.88 ±0.34^{c}	0.00**

Extrato etéreo, %	67.60 ±2.07	62.83 ±3.47	58.62 ±4.15	68.23 ±1.64	0.12
Fibra bruta, %	55.36 ±1.49[b]	49.63 ±1.70[b]	38.84 ±3.05[a]	57.56 ±1.87[b]	0.00**
Extrato isento de azoto, %	91.49 ±0.54[c]	80.48 ±1.23[b]	69.21 ±1.75[a]	93.56 ±0.82[c]	0.00**
DE, kcal/kg	3558.12 ±31.47[c]	3104.22 ±76.15[b]	2837.96 ±61.48[a]	3848.81 ±40.69[d]	0.00**
Cálcio, %	60.34 ±1.77[b]	55.28 ±2.11[ab]	47.53 ±2.27[a]	59.51 ±2.42[b]	0.003**
Fósforo, %	54.53 ±2.74	51.38 ±3.23	46.22 ±2.36	52.08 ±2.99	0.25
Magnésio, %	66.29 ±2.29[b]	58.82 ±2.53[ab]	52.95 ±2.40[a]	66.70 ±1.96[b]	0.002**
Manganês, %	71.38 ±1.38[b]	64.13 ±2.06[b]	54.92 ±2.23[a]	67.64 ±0.84[b]	0.00**
Cobre, %	62.02 ±1.74	57.41 ±3.70	53.08 ±2.22	57.32 ±1.59	0.13
Zinco,%	63.40 ±1.94	61.48 ±2.80	56.65 ±2.76	63.09 ±2.63	0.26

[1]Média de 5 observações com SE

a, b, c- As médias com diferentes sobrescritos na mesma linha diferem significativamente

**(P<0.01)

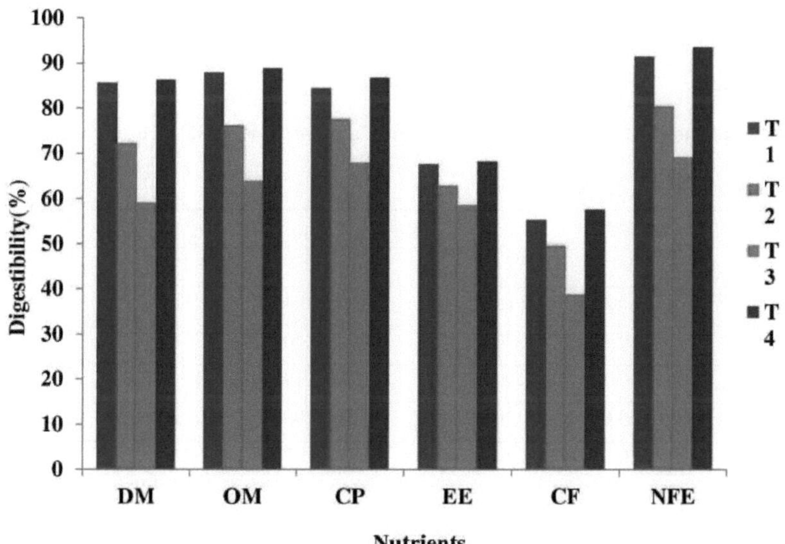

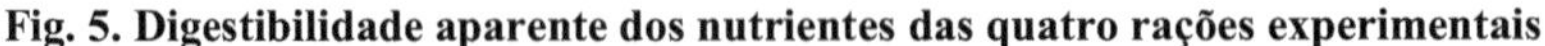

Fig. 5. Digestibilidade aparente dos nutrientes das quatro rações experimentais

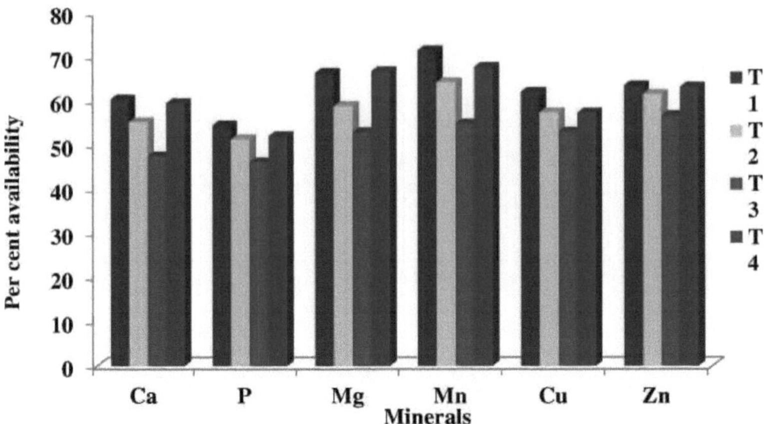

Fig. 6. Disponibilidade de minerais das quatro rações experimentais

4.4 Parâmetros sanguíneos

Os níveis iniciais de minerais no plasma dos porcos antes do início da experiência eram de cálcio - 9,85 mg/dl, fósforo - 5,69 mg/dl, magnésio - 2,13 mg/dl, manganês - 0,01 ppm, cobre - 1,21 ppm e zinco - 0,56 ppm. O sangue também foi recolhido durante o abate de suínos mantidos em quatro tratamentos experimentais T1, T2, T3 e T4 e os níveis de minerais no plasma são apresentados no Quadro 14 e representados graficamente na Fig. 7. Os níveis plasmáticos médios dos vários minerais foram de 10,90 a 11,36 mg/dl para o cálcio, 5,76 a 6,10 mg/dl para o fósforo, 2,24 a 2,47 mg/dl para o magnésio, 0,01 a 0,02 ppm para o manganês, 1,47 a 1,63 ppm para o cobre e 0,49 a 0,61ppm para o zinco, respetivamente.

Quadro 14. Níveis plasmáticos de minerais em suínos alimentados com as quatro rações experimentais

Parâmetros*	Tratamentos[1]			
	T1	T2	T3	T4
Cálcio, %	11.36±0.58	11.03±0.49	10.90±0.44	11.13±0.42
Fósforo, %	6.10±0.38	5.89±0.36	5.92±0.40	5.76±0.21
Magnésio, %	2.47±0.22	2.24±0.19	2.29±0.19	2.35±0.10
Manganês, ppm	0.01±0.002	0.02±0.004	0.02±0.003	0.01±0.002
Cobre, ppm	1.63±0.03	1.51±0.05	1.47±0.07	1.52±0.07
Zinco, ppm	0.59±0.07	0.52±0.02	0.49±0.05	0.61±0.03

[1]Média de 5 observações com SE

1Não significativo (P>0,05)

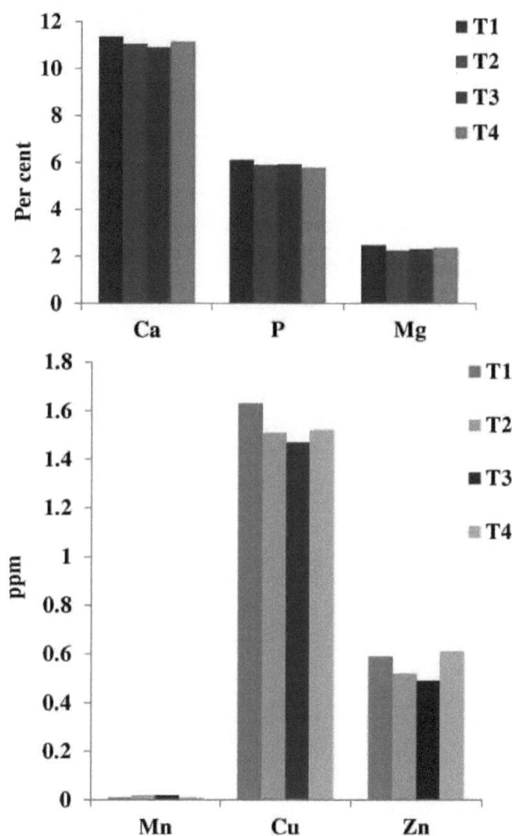

Fig. 7. Níveis plasmáticos de minerais dos suínos alimentados com as quatro rações experimentais

4.5 Estudo sobre o abate

4.5.1 Dados relativos ao abate e peso dos órgãos internos em percentagem do peso vivo

Os dados relativos ao peso da carcaça, à percentagem de preparação, ao comprimento da carcaça, à área de olho de lombo, à espessura do toucinho dorsal, ao marmoreado e ao peso dos órgãos internos, expressos em percentagem do peso vivo dos suínos submetidos aos quatro tratamentos dietéticos, são apresentados no Quadro 15 e os dados relativos ao abate são representados graficamente na Fig. 8 e a espessura do toucinho dorsal na Fig. 9. A percentagem de preparação dos suínos pertencentes aos quatro grupos de tratamento foi de 74,94, 73,93, 72,59 e 75,78, o comprimento da carcaça foi de 30,20, 30,26, 29,78 e 29,88 polegadas, a área de olho de lombo foi de 31,14, 31,10, 27,81 e 33,53

cm^2 , a espessura do toucinho dorsal foi de 2,32, 2,44, 2,12 e 3,10 cm, respetivamente. A marmorização observada foi moderada em todos os grupos de suínos.

O peso dos órgãos internos em percentagem do peso vivo dos suínos mantidos com as quatro rações experimentais foi de 0,30 a 0,34 para o coração, 0,97 a 1,23 para os pulmões, 1,80 a 1,94 para o fígado, 0,35 a 0,46 para os rins, 0,18 a 0,22 para o baço, 0,39 a 0,47 para o diafragma e 10,66 a 13,02 para o estômago e o intestino, respetivamente.

Quadro 15. Parâmetros de abate e peso dos órgãos internos em percentagem do peso vivo dos suínos alimentados com as quatro rações experimentais

Parâmetros	Tratamentos[1]				
	T1	T2	T3	T4	Valor P
Peso vivo, kg	74.70±2.80	75.80±2.44	68.90±1.81	78.30±3.86	0.16
Peso da carcaça, kg	55.98±2.15	56.07±2.08	50.03±1.46	59.34±2.92	0.06
Percentagem de penso	74.94±0.79^{bc}	73.93±0.49^{ab}	72.59±0.49^{a}	75.78±0.15^{c}	0.00**
Comprimento da carcaça, polegadas	30.20±0.11	30.26±0.35	29.78±0.42	29.88±0.80	0.87
Zona dos olhos do lombo, cm^2	31.14±1.90	31.10±1.70	27.81±0.96	33.53±1.99	0.16
Espessura do toucinho dorsal, cm	2.32±0.31	2.44±0.15	2.12±0.18	3.10±0.45	0.15
Marmoreado	moderado	Moderado	moderado	Moderado	
Coração, %	0.32±0.02	0.30±0.01	0.31±0.02	0.34±0.03	0.66
Pulmões, %	1.23±0.06	1.19±0.05	1.13±0.09	0.97±0.05	0.07
Fígado, %	1.94±0.07	1.81±0.07	1.80±0.07	1.84±0.06	0.42
Rins, %	0.46±0.07	0.39±0.05	0.39±0.02	0.35±0.01	0.36
Baço, %	0.22±0.01	0.18±0.01	0.20±0.02	0.19±0.009	0.33
Diafragma, %	0.42±0.02	0.45±0.04	0.47±0.03	0.39±0.03	0.34
Estômago e intestino, %	11.28±0.67^{ab}	11.60±0.58^{ab}	13.02±0.50^{b}	10.66±0.18^{a}	0.03*

[1]Média de 5 observações de animais abatidos com SE

a, b, c - As médias com diferentes sobrescritos na mesma linha diferem significativamente

1Significativo (P<0,05); **Significativo (P<0,01)

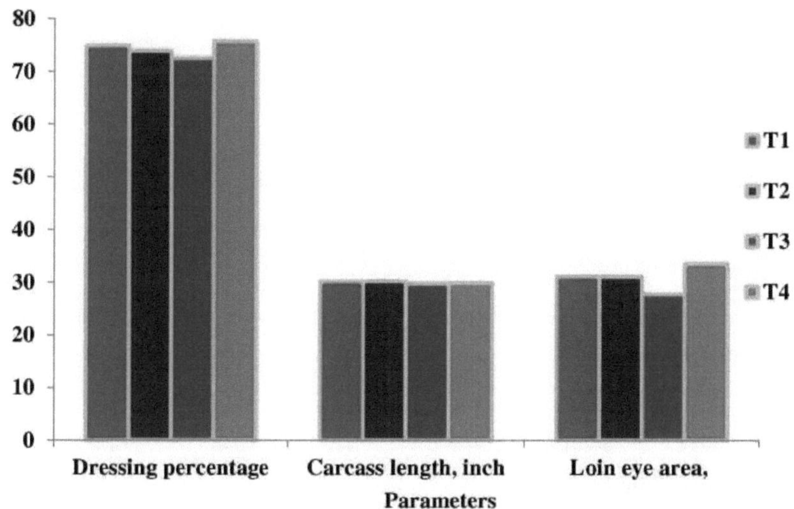

Fig. 8. Parâmetros de abate de suínos alimentados com as quatro rações experimentais

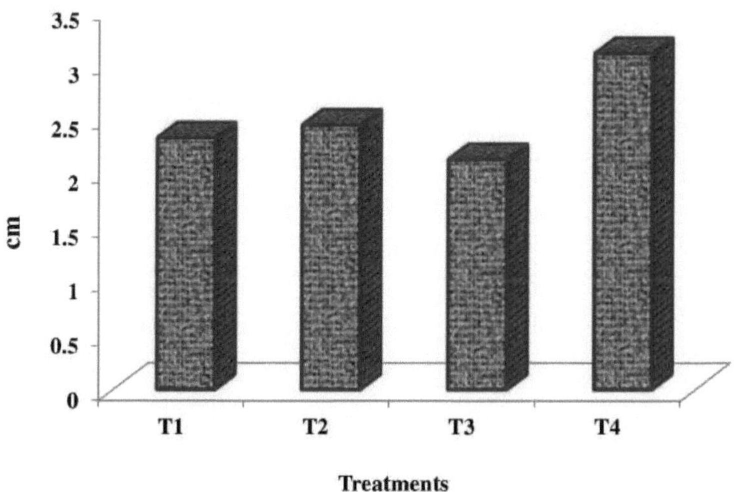

Fig. 9. Espessura do toucinho dos porcos alimentados com as quatro rações experimentais

4.5.2 Parâmetros físico-químicos e avaliação sensorial da carne

Os parâmetros físico-químicos e a avaliação sensorial da carne de suínos alimentados com as quatro rações experimentais T1, T2, T3 e T4 são apresentados no Quadro 16 e representados graficamente na Fig. 10. O pH da carne registado nas duas horas após o abate foi de 5,63, 5,82, 5,55 e 5,61, respetivamente, para os suínos mantidos nos quatro tratamentos dietéticos. As propriedades físico-químicas da carne variavam entre 14,0 e 26,8 por cento para a capacidade de retenção de água, 7,26 e 11,17 por cento para a perda por gotejamento, 63,96 e 69,23 para a leveza da cor, 6,72 e 10,89 para a vermelhidão da cor e 14,12 e 16,55 para o amarelecimento da cor.

Os parâmetros sensoriais para os quatro tratamentos apresentaram, em média, 5,9 a 6,7 para a cor, 5,5 a 6,9 para o sabor, 4,9 a 6,4 para a suculência, 5,2 a 6,9 para a tenrura e 5,4 a 6,9 para a aceitabilidade global na escala hedónica de nove pontos.

Quadro 16. Parâmetros físico-químicos e avaliação sensorial da carne de suínos alimentados com as quatro rações experimentais

Parâmetros		Tratamentos				
		T1	T2	T3	T4	Valor P
Parâmetros físico-químicos						
pH[1]		5.63±0.06	5.82±0.10	5.55±0.10	5.61±0.05	0.15
WHC[1], %		14.0±1.90^{a}	26.0±1.79^{b}	26.80±1.20^{b}	16.80±1.85^{a}	0.00**
Perda por gotejamento[1], %		7.26±0.75^{a}	8.90±0.77^{ab}	11.17±0.96^{b}	7.73±0.52^{a}	0.01**
Cor[1]	l	63.96±3.95	63.39±4.76	66.58±2.67	69.23±1.55	0.62
	a	9.60±2.26	10.27±1.79	6.72±1.82	10.89±2.19	0.50
	b	15.04±0.70	15.59±0.79	14.12±1.12	16.55±0.82	0.29
Avaliação sensorial						
Cor[2]		6.30±0.42	5.90±0.38	6.10±0.38	6.70±0.40	0.53
Aroma[2]		5.50±0.43^{a}	5.50±0.40^{a}	6.10±0.38^{ab}	6.90±0.28^{b}	0.04*
Sumo[2]		5.20±0.47	4.90±0.43	5.10±0.46	6.40±0.45	0.10
Ternura[2]		5.70±0.42^{ab}	5.50±0.37^{ab}	5.20±0.59^{a}	6.90±0.31^{b}	0.05*
Aceitabilidade global[2]		5.40±0.50	5.90±0.31	6.40±0.52	6.90±0.31	0.09

Nota: WHC - capacidade de retenção de água; l - luminosidade; a - vermelhidão; b - amarelecimento

Nota: WHC - capacidade de retenção de água; l - luminosidade; a - vermelhidão; b - amarelecimento

[1]Média **de 5 observações com SE**

[2]Média **de 10 observações com SE**

a, b - As médias com diferentes sobrescritos na mesma linha diferem significativamente *Significativo (P<0,05); **Significativo (P<0,01)

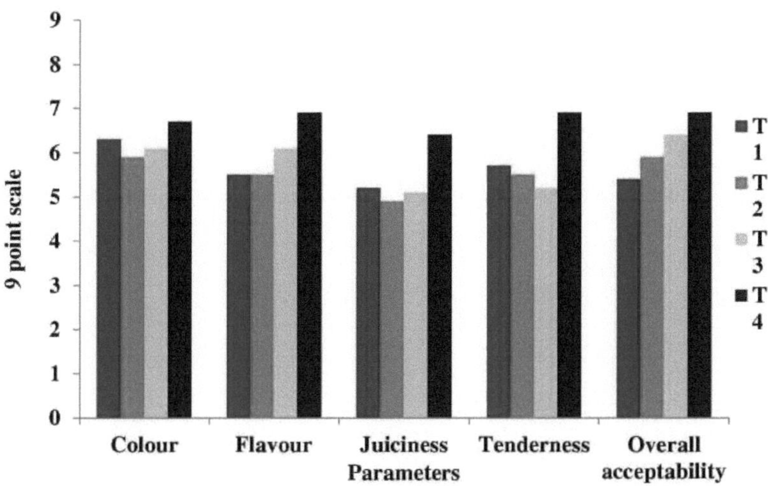

Fig. 10. Avaliação sensorial da carne de suínos alimentados com as quatro rações experimentais

4. 6Perfil lipídico

4.6.1 Perfil lipídico do plasma

O perfil lipídico plasmático inicial dos suínos antes do início da experiência era de triglicéridos - 31,88 mg/dl, colesterol total - 58,13 mg/dl, colesterol HDL - 31,13 mg/dl e colesterol LDL - 20,73 mg/dl. O perfil lipídico do plasma e os respectivos rácios do sangue recolhido durante o abate de suínos mantidos em quatro tratamentos experimentais são apresentados no Quadro 17 e representados graficamente nas Figuras 11 e 12. O perfil lipídico dos quatro grupos apresentava, em média, 37,20 a 59,20 mg/dl para os triglicéridos, 78,60 a 147,40 mg/dl para o colesterol total, 37,20 a 56,60 mg/dl para o colesterol HDL, 33.96 a 78,96 mg/dl para o colesterol LDL, 7,44 a 11,84 mg/dl para o colesterol VLDL, 1,12 a 1,63 para a relação LDL: HDL e 2,12 a 2,63 para a relação colesterol total: HDL.

Tabela 17. Perfil lipídico plasmático dos suínos mantidos com as quatro rações experimentais

Perfil lipídico	Tratamentos[1]				
	T1	T2	T3	T4	Valor P
Triglicéridos, mg/dl	37.20 ± 1.93^{a}	46.20 ± 1.83^{ab}	50.40 ± 4.04^{ab}	59.20 ± 4.02^{b}	0.001**
Colesterol total, mg/dl	78.60 ± 3.49^{a}	116.80 ± 3.31^{b}	128.60 ± 4.24^{b}	147.40 ± 6.23^{c}	0.00**
Lipoproteína de alta densidade, mg/dl	37.20 ± 1.91^{a}	49.20 ± 2.40^{ab}	52.40 ± 3.11^{b}	56.60 ± 4.23^{b}	0.002**
Lipoproteína de baixa densidade, mg/dl	33.96 ± 2.00^{a}	58.36 ± 1.94^{b}	66.12 ± 1.31^{c}	78.96 ± 2.04^{d}	0.00**

Lipoproteína de densidade muito baixa, mg/dl	7.44±0.39^{a}	9.24±0.37^{ab}	10.08±0.81^{ab}	11.84±0.80^{b}	0.001**
Rácio LDL/HDL	1.12±0.06^{a}	1.39±0.08^{ab}	1.47±0.08^{b}	1.63±0.10^{b}	0.003**
Rácio colesterol total/HDL	2.12±0.06^{a}	2.39±0.08^{ab}	2.47±0.08^{b}	2.63±0.10^{b}	0.003**

[1]Média de 5 observações com SE

a, b, c - As médias com diferentes sobrescritos na mesma linha diferem significativamente **(P<0,01)

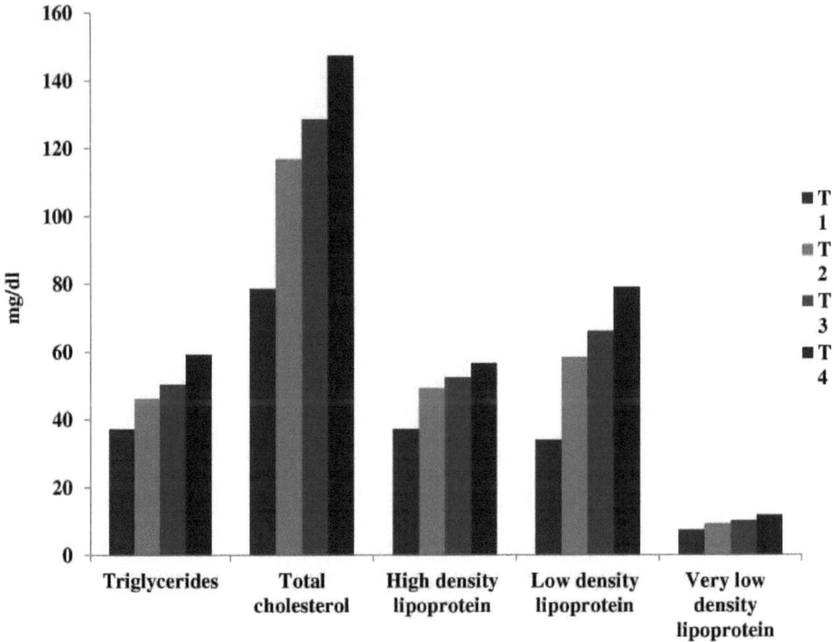

Fig. 11. Perfil lipídico plasmático de suínos mantidos com as quatro rações experimentais na Experiência 1

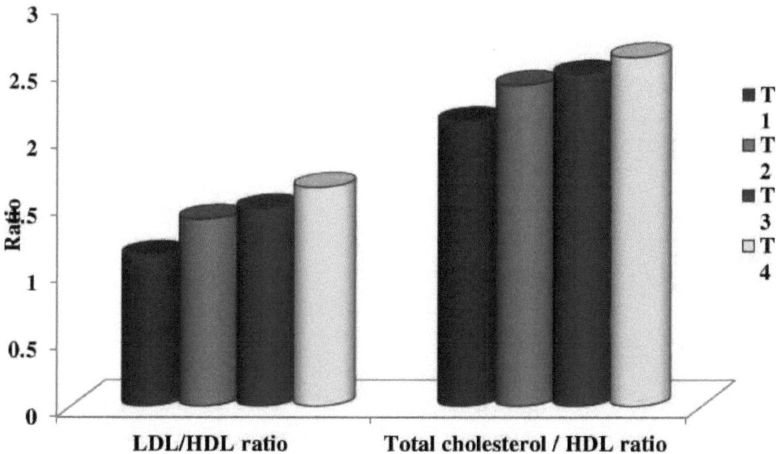

Fig. 12. Relação do perfil lipídico plasmático de suínos mantidos com as quatro rações experimentais

4.6.2 Perfil lipídico muscular

Os dados sobre o perfil lipídico do músculo longissimus dorsi, tais como triglicéridos, colesterol total, colesterol HDL, LDL e VLDL, dos suínos mantidos com as quatro rações experimentais T1, T2, T3 e T4 são apresentados no Quadro 18 e representados graficamente na Fig. 13. O perfil lipídico muscular dos quatro grupos apresentava, em média, 30,28 a 32,40 mg de triglicéridos, 52,29 a 55,73 mg de colesterol total, 25,92 a 27,15 mg de colesterol HDL, 20,03 a 22,35 mg de colesterol LDL e 6,05 a 6,48 mg de colesterol VLDL por 100 g.

Tabela 18. Perfil lipídico do músculo longissimus dorsi de suínos mantidos com as quatro rações experimentais, mg/100 g

Perfil lipídico*	Tratamentos[1]			
	T1	T2	T3	T4
Triglicéridos	30.28±0.64	31.48±0.58	31.76±0.77	32.40±0.79
Colesterol total	52.29±1.39	54.57±1.19	55.11±1.18	55.73±0.95
Lipoproteína de alta densidade	26.20±0.37	25.92±0.72	26.54±0.48	27.15±0.44
Lipoproteína de baixa densidade	20.03±1.03	22.35±0.39	22.22±0.64	22.10±0.61
Lipoproteína de densidade muito baixa	6.05±0.13	6.30±0.12	6.35±0.15	6.48±0.16

[1]Média de 5 observações com SE

*Não significativo (P>0,05)

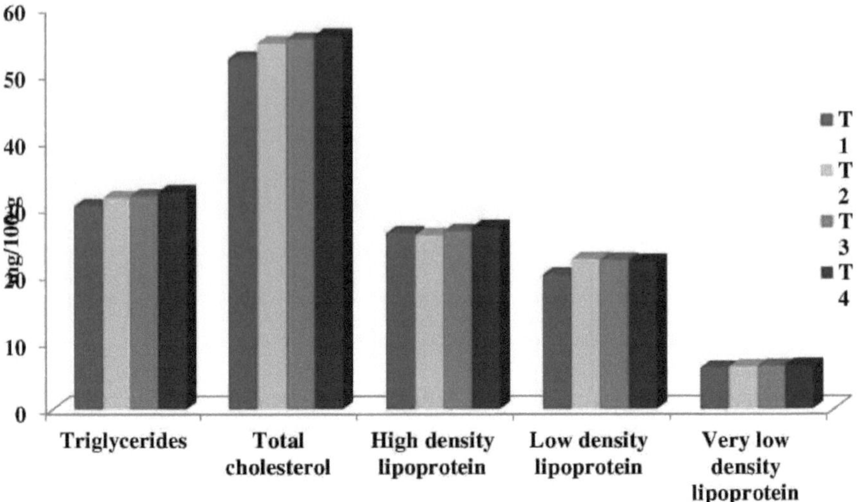

Fig. 13. Perfil lipídico do músculo longissimus dorsi de suínos mantidos com as quatro rações experimentais da experiência 1

4.7 Estudos histopatológicos

As imagens histopatológicas do fígado, rim, aorta e baço recolhidas de suínos pertencentes aos quatro grupos de tratamento durante o abate estão representadas nas Placas 5, 6, 7 e 8. Não se registam alterações patológicas ou anormais em nenhum dos órgãos.

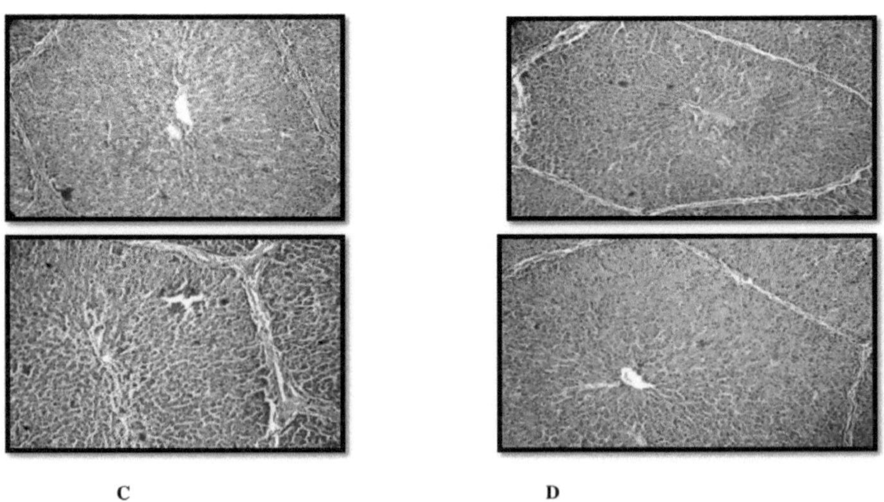

C D

Placa 5. Imagens histopatológicas (H&E X 400) do fígado de suínos alimentados com as quatro rações experimentais

(A)-T1, (B)-T2, (C)-T3 e (D)-T4

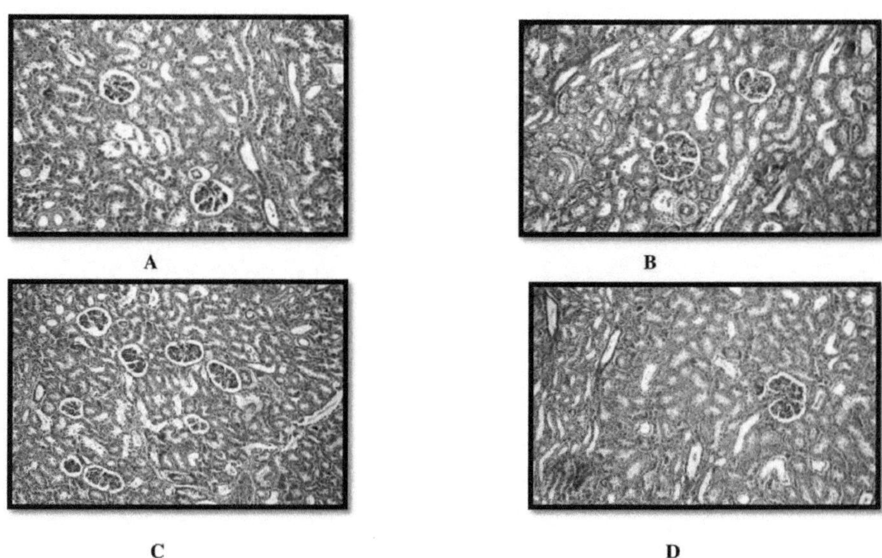

Placa 6. Imagens histopatológicas (H&E X 100) dos rins de suínos alimentados com as quatro rações experimentais

(A)-T1, (B)-T2, (C)-T3 e (D)-T4

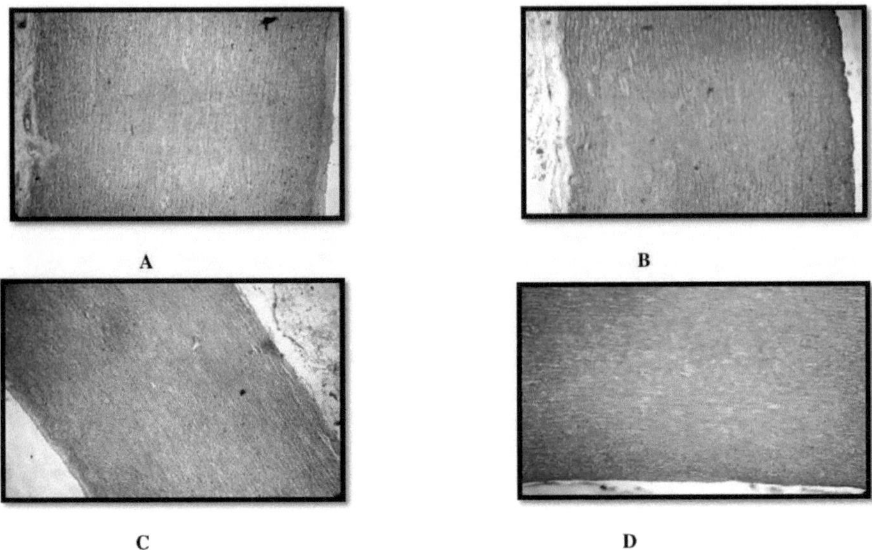

Placa 7. Imagens histopatológicas (H&E X 100) da aorta de suínos mantidos com as quatro rações experimentais

(A)-T1, (B)-T2, (C)-T3 e (D)-T4

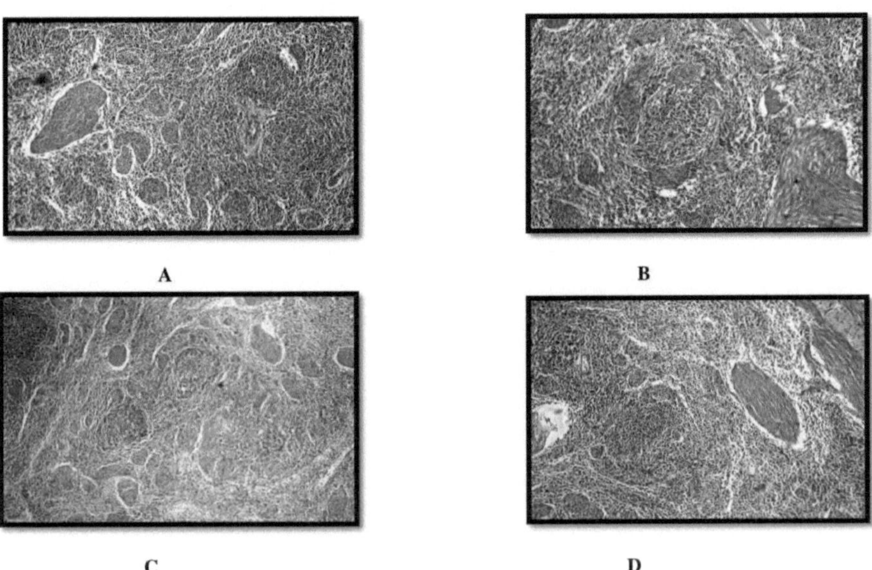

Placa 8. Imagens histopatológicas (H&E X 100) do baço de suínos mantidos com as quatro

rações experimentais

(A)-T1, (B)-T2, (C)-T3 e (D)-T4

4.8 Custo de produção

Os dados sobre o consumo total de ração, o ganho de peso corporal e o custo da ração por kg de ganho de peso corporal dos suínos mantidos com os quatro tratamentos dietéticos são apresentados no Quadro 19 e representados graficamente na Fig. 14. O custo dos ingredientes utilizados para o estudo foi calculado de acordo com o contrato fixado pela Faculdade de Veterinária e Ciências Animais, Mannuthy, para o ano de 2011-2012. O custo da ração por kg de ganho de peso corporal dos porcos mantidos nos quatro tratamentos dietéticos foi de 42,84, 43,33, 47,61 e 42,93 rupias para a fase de crescimento, 54,78, 54,66, 57,37 e 52,93 rupias para a fase de acabamento e 49,09, 49,23, 51,54 e 48,13 rupias para o período total, respetivamente.

Quadro 19. Custo de produção dos suínos alimentados com as quatro rações experimentais

Parâmetros	T1	T2	T3	T4	Valor P
Período do produtor					
Ganho de peso total, kg	27.1 ± 0.89	25.49 ± 0.92	26.86 ± 0.80	27.73 ± 0.82	0.34
Consumo total de ração, kg	64.45 ± 3.50^{ab}	62.48 ± 2.01^{a}	73.82 ± 1.70^{b}	61.43 ± 1.88^{a}	0.008**
Custo por kg de alimento, Rs.	18.05	17.66	17.30	19.37	
Custo total da alimentação, Rs.	1163.32 ± 63.22	1103.36 ± 35.46	1277.12 ± 29.37	1189.86 ± 36.36	0.07
Custo da alimentação por kg de ganho de peso, Rs.	42.84 ± 1.17^{a}	43.33 ± 0.57^{a}	47.61 ± 0.82^{b}	42.93 ± 0.74^{a}	0.003**
Período de acabamento					
Ganho de peso total, kg	29.81 ± 0.72^{b}	28.40 ± 0.29^{b}	20.63 ± 0.53^{a}	30.24 ± 1.11^{b}	0.00**
Consumo total de ração, kg	94.83 ± 3.27^{b}	92.50 ± 2.50^{b}	72.16 ± 1.64^{a}	87.18 ± 1.42^{b}	0.00**
Custo por kg de alimento, Rs.	17.23	16.77	16.38	18.30	
Custo total da alimentação, Rs.	1633.92 ± 56.35^{b}	1551.23 ± 41.89^{b}	1181.98 ± 26.94^{a}	1595.40 ± 25.96^{b}	0.00**
Custo da alimentação por kg de ganho de peso, Rs.	54.78 ± 0.97	54.66 ± 1.74	57.37 ± 1.38	52.93 ± 1.24	0.19
Período global					
Ganho de peso total, kg	56.91 ± 1.48^{b}	53.89 ± 0.85^{b}	47.49 ± 1.26^{a}	57.97 ± 1.88^{b}	0.00**

Consumo total de ração, kg	159.28±6.54	154.98±4.42	145.98±3.30	148.61±3.12	0.20
Custo por kg de alimento, Rs.	17.56	17.13	16.75	18.74	
Custo total dos alimentos para animais, Rs.	2797.24±115.53[b]	2654.59±75.85[ab]	2444.96±54.94[a]	2785.25±59.07[b]	0.02*
Custo da alimentação por kg de ganho de peso, Rs.	49.09±0.89	49.23±0.78	51.54±0.95	48.13±0.80	0.07

Média de 5 observações com SE; a, b, c - Médias com diferentes sobrescritos na mesma linha diferem significativamente *(P<0,05); **(P<0,01)

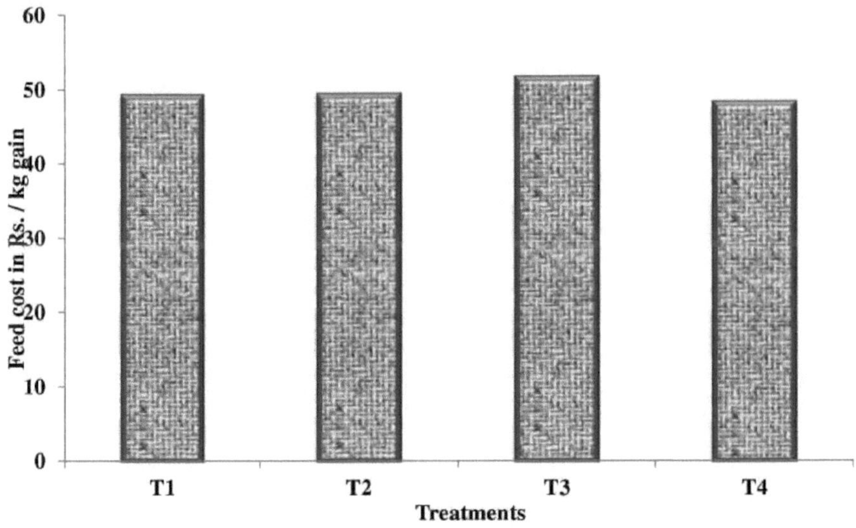

Fig. 14. **Custo de produção dos suínos alimentados com as quatro rações experimentais**

5. DISCUSSÃO

5.1 Composição química das rações experimentais

A composição química das rações de crescimento e de acabamento é apresentada nos Quadros 5 e 6, respetivamente. As quatro rações experimentais de crescimento T1, T2, T3 e T4 tinham, em média, 89,20, 90,56, 91,41 e 89,10 por cento de matéria seca, 17,88 a 18,25 por cento de proteínas brutas, 3,10 a 13,69 por cento de extrato etéreo, 3,41 a 9,42 por cento de fibra bruta, 5,45 a 12,40 por cento de cinzas totais, 46,46 a 69,30 por cento de NFE e 1,05 a 6,63 por cento de cinzas insolúveis em ácido. O valor de GE das quatro rações de crescimento foi de 4132,18, 4134,95, 4212,87 e 4436,27 kcal/kg, respetivamente. Nas rações de acabamento, os níveis correspondentes para os vários nutrientes foram, em média, 89,11, 90,41, 91,50 e 89,10 por cento de matéria seca, 15,76 a 16,39 por cento de proteína bruta, 3,28 a 14,11 por cento de extrato etéreo, 3,52 a 9,40 por cento de fibra bruta, 5,23 a 12,47 por cento de cinzas totais, 47,96 a 71,07 por cento de NFE e 0,93 a 6,52 por cento de cinzas insolúveis em ácido. O valor de GE das quatro rações de acabamento foi de 4165,18, 4203,07, 4448,30 e 4390,61 kcal/kg, respetivamente.

De acordo com as normas de alimentação do ICAR (1985), a ração de crescimento (para suínos com peso entre 10 e 40 kg) deve conter 16% de PC e 3000 kcal de EM/kg de alimento e a ração de acabamento (para suínos com peso superior a 40 kg) deve conter 14% de PC e 3000 kcal de EM/kg de alimento. As especificações do BIS (1986) para a ração de crescimento (suínos com peso entre 20 e 50 kg) são 18% de PC e 3170 kcal de EM/kg de alimento, e para a ração de acabamento (suínos com peso a partir de 50 kg) são 16% de PC e 3170 kcal de EM/kg de alimento. De acordo com o NRC (1998), os valores correspondentes para os mesmos grupos são 18% de PC e 3265 kcal de EM/kg de ração e 15,5% de PC e 3265 kcal de EM/kg de ração, respetivamente. A ração utilizada neste estudo tinha nutrientes semelhantes aos recomendados pelo NRC (1998), exceto o nível de EM na ração T4. A ração T4 do produtor e do finalizador tinha mais energia devido à adição de cinco por cento de gordura animal em relação à ração de controlo (T1).

As quatro rações experimentais de crescimento T1, T2, T3 e T4 tinham em média 0,58 a 0,78 por cento de cálcio, 0,58 a 0,85 por cento de fósforo, 0,14 a 0,40 por cento de magnésio e 15,92 a 69,99 ppm de manganês, 6,30 a 12,62 pm de cobre e 65,56 a 88,52 ppm de zinco por kg de ração, respetivamente, com base na matéria seca. Os valores correspondentes nas rações de acabamento foram, em média, de 0,60 a 0,77% de cálcio, 0,54 a 0,83% de fósforo, 0,13 a 0,37% de magnésio, 15,91 a 69,85 ppm de manganês, 6,10 a 12,39 ppm de cobre e 64,95 a 88,50 ppm de zinco por kg de ração, respetivamente, com base na matéria seca.

Segundo o ICAR (1985), as necessidades de Ca e P para suínos em crescimento são de 0,6 e 0,5 por cento e para suínos em acabamento são de 0,5 e 0,4 por cento, respetivamente. De acordo com as especificações do BIS (1986), as rações para suínos em crescimento e para suínos em acabamento devem conter 0,6 por cento de cálcio, 6 mg de manganês, 50 mg de zinco, 0,4 e 0,5 por cento de fósforo, 90 e 80 mg de ferro e 30 e 20 mg de magnésio por kg de ração, respetivamente. De acordo com o NRC (1998), as necessidades de Ca e P são de 0,6 e 0,5 por cento para os produtores e de 0,5 e 0,45 por cento para os produtores finais, respetivamente, e as necessidades de magnésio são de 0,04 por cento em ambos os grupos. As necessidades de zinco, Cu e Mn para os produtores são de 50, 4 e 2 mg e para os finalistas de 80, 5 e 3 mg por kg de ração, respetivamente. A ração utilizada neste estudo continha nutrientes semelhantes aos recomendados pelo NRC (1998).

5.2 Peso corporal, consumo de ração e eficiência da conversão alimentar

5.2.1 Peso corporal

Os dados sobre o peso corporal dos suínos que receberam as quatro rações experimentais T1, T2, T3 e T4, registados quinzenalmente, são apresentados no Quadro 7 e representados graficamente na Fig. 1. A média do peso corporal inicial e final dos leitões pertencentes aos quatro grupos foi de 23,94, 23,96, 24,01, 24,18 kg e 80,85, 77,85, 71,50, 82,15 kg, respetivamente. A análise estatística dos dados não revelou diferenças significativas no peso corporal médio entre os tratamentos durante as três primeiras quinzenas. Durante a quarta e quinta quinzenas não houve diferença no peso médio entre os grupos T1, T2 e T4 e também entre os grupos T2 e T3, enquanto que os porcos dos grupos T1 e T4 tinham um peso médio superior ($P<0,05$) ao do grupo T3. A suplementação de cinco por cento de gordura ou a substituição de 50 por cento de milho por gordura não teve efeito significativo no peso corporal dos porcos.

Em concordância com os resultados obtidos no presente estudo, Brumm *et al.* (1982) (cinco por cento de banha de porco), Brumm e Peo (1994) (sebo a cinco por cento), Reis *et al.* (2000) (sebo a quatro e oito por cento), Guo *et al.* (2006) (3,5 por cento de sebo) e Realini *et al.* (2010) (gordura animal a cinco por cento) relataram um desempenho de crescimento não significativo em suínos com diferentes níveis de suplementação de gordura.

No presente estudo, os suínos mantidos no tratamento T3 registaram uma taxa de crescimento significativamente mais baixa em comparação com os grupos T1 e T4. Isto pode dever-se ao nível mais elevado de farelo de trigo (64,9 por cento) na ração T3, o que resultou num teor elevado de fibra bruta (9,40 por cento) e de cinzas insolúveis em ácido (6,52 por cento) na ração. Este facto está de acordo com Kyriajakis e Eman (1995) que observaram uma diminuição significativa da taxa de crescimento em suínos de raça pura em crescimento alimentados com um nível elevado (60 por cento) de dieta contendo farelo de trigo. Sikka (2007) verificou que a substituição do milho e do farelo de arroz por grãos de arroz em suínos em crescimento e em fase de acabamento conduziu a uma diminuição significativa da taxa de crescimento. Sheikh (2011) observou uma redução significativa do ganho de peso em suínos cruzados alimentados com uma dieta que continha grãos de arroz em vez de milho.

5.2.2 Consumo de alimentos

Os dados sobre o consumo médio semanal de ração dos suínos que receberam as quatro rações experimentais T1, T2, T3 e T4 são apresentados no Quadro 8 e representados graficamente na Fig. 2. O consumo total de ração registado nos quatro tratamentos foi de 159,28, 154,98, 145,98 e 148,61 kg, respetivamente.

Não houve diferença no consumo de ração entre os tratamentos em nenhuma das semanas, exceto na quarta, oitava e décima semanas. Na quarta semana, não houve diferença no consumo de ração dos suínos entre os tratamentos T1, T2 e T4, mas foi maior ($P<0,05$) que o do tratamento T3. Na oitava semana, não houve diferença entre os tratamentos T2, T3 e T4, e T1 e T4, enquanto os tratamentos T2 e T3 tiveram um consumo de ração menor ($P<0,05$) do que o tratamento T1. Na décima semana, não houve diferença entre os tratamentos T1, T2 e T3, mas estes tratamentos tiveram maior ($P<0,01$) consumo de ração do que o tratamento T4.

A partir dos resultados relativos ao consumo semanal de ração durante o período de crescimento, pode verificar-se que, embora a substituição do milho a 50 e 100% por gordura animal tenha reduzido o consumo de ração durante a quarta (a 100%) e a oitava (tanto a 50 como a 100%) semanas, em geral não se registou um efeito significativo no consumo de ração ao substituir o milho por gordura animal durante a fase de crescimento. Este facto está de acordo com Bhar *et al.* (2000) que observaram um consumo de ração semelhante em suínos cruzados alimentados com uma dieta com 0, 50 e 100% de substituição do milho por farelo de trigo.

A suplementação de cinco por cento de gordura animal (T4) resultou num consumo de ração significativamente mais baixo ($P<0,01$) na décima semana em comparação com os outros grupos, o que pode dever-se à elevada densidade energética (3685 kcal ME/kg) da ração. Isto está de acordo com os resultados de Cera *et al.*

(1989a) e Apple *et al.* (2008). A capacidade dos animais para regular o consumo de ração baseia-se no conteúdo energético da ração e na capacidade intestinal dos suínos (Azain, 2000; Ellis e Augspurger, 2000). A adição de gordura à dieta dos suínos aumenta a densidade energética e resulta numa redução da ingestão de ração para manter uma ingestão constante de DE (Ewan, 2000). O aumento da concentração de energia está normalmente associado a uma redução do consumo voluntário de ração pelos suínos (Noblet, 2006).

5.2.3 Ganho diário e eficiência de conversão alimentar de suínos em crescimento

O ganho médio diário e a eficiência de conversão alimentar dos suínos em crescimento mantidos com as quatro rações experimentais T1, T2, T3 e T4 são apresentados no Quadro 9 e representados graficamente nas Figuras 3 e 4. O ganho de peso médio destes suínos durante a fase de crescimento foi de 27,10, 25,49, 26,86 e 27,73 kg, respetivamente. Na análise estatística não houve diferença no ganho de peso médio entre os quatro tratamentos. O ganho médio diário nos quatro grupos foi de 774,29, 728,29, 639,52 e 792,29 g, respetivamente. Não houve diferença no ganho médio diário entre os tratamentos T1, T2 e T4. No entanto, os porcos destes tratamentos tiveram um ganho diário superior ($P<0,05$) ao do tratamento T3. Os porcos do grupo T3 demoraram mais tempo (42 dias) a atingir 50 kg de peso corporal do que os outros grupos (35 dias).

A eficiência de conversão alimentar nos quatro grupos foi de 2,37, 2,45, 2,75 e 2,22, respetivamente. A eficiência foi melhor para o grupo T4 e foi comparável à do grupo T1 e foi má para o grupo T3.

Os resultados deste estudo indicam que o ganho médio diário de suínos de raça pura Large White Yorkshire em crescimento não foi afetado pela substituição de 50% do milho por gordura animal. Este facto está de acordo com Dudley *et al.* (1996), que também não observaram qualquer diferença no desempenho do crescimento de suínos alimentados com sebo ou óleo de milho a um nível de 15 por cento. A eficiência de conversão alimentar mais baixa registada em T3 pode dever-se a um nível mais elevado de farelo de trigo. O resultado do presente estudo está de acordo com Rekha (2001), que observou uma redução da eficiência da conversão alimentar (de 4,1 para 6,0) e do ganho médio diário (de 362,8 para 262,9 g) em suínos de raça cruzada alimentados com uma dieta que continha mais fibra bruta (11,30 por cento). Sekar (2003) também registou uma diminuição da eficiência da conversão alimentar (de 3,83 para 4,36) e do ganho médio diário (de 405,48 para 352,17 g) em porcos cruzados alimentados com diferentes níveis de levedura de padeiro (a fibra bruta aumentou de 11,62 para 11,95 por cento). Sakthivel (2003) e Anuraj (2012) também registaram uma redução semelhante da eficiência da conversão alimentar e do ganho médio diário ao aumentar o teor de fibra bruta nos seus estudos com suínos.

5.2.4 Ganho diário e eficiência da conversão alimentar de suínos em fase de acabamento

O ganho médio diário e a eficiência de conversão alimentar dos suínos de engorda mantidos com as quatro rações experimentais de engorda T1, T2, T3 e T4 são apresentados no Quadro 10 e representados graficamente nas Figuras 3 e 4. O ganho de peso médio destes suínos durante a fase de acabamento foi de 29,81, 28,40, 20,63 e 30,24 kg, respetivamente. O ganho médio diário nos quatro tratamentos foi de 851,71, 811,43, 736,78 e 864,00 g, respetivamente. A análise estatística não revelou diferenças no ganho de peso, ganho médio diário e consumo de ração entre T1, T2 e T4, no entanto estes tratamentos apresentaram valores superiores ($P<0,05$) ao tratamento T3. A eficiência de conversão alimentar nos quatro grupos foi de 3,18, 3,26, 3,50 e 2,89, respetivamente. Não houve diferença na eficiência alimentar entre T1, T2 e T3; T2 e T4 e T1 e T4, no entanto T4 teve melhor (P<0,01) eficiência alimentar do que os tratamentos T2 e T3.

Os resultados deste estudo indicam que, no que respeita à eficiência alimentar na fase de acabamento, não se registaram efeitos adversos com a substituição do milho (tanto a 50 como a 100 por cento) por gordura animal. Esta observação está de acordo com Bhar *et al.* (2000) que observaram um rácio alimentação/ganho semelhante em suínos cruzados alimentados com dietas com 0, 50 e 100 por cento de substituição de milho por farelo de trigo.

A eficiência alimentar significativamente mais elevada com a suplementação de gordura animal (cinco por cento) pode dever-se ao menor consumo de ração, que pode ter melhorado a eficiência da utilização dos nutrientes. Foram observados resultados semelhantes em suínos alimentados com uma dieta que continha sebo ou banha de porco a cinco por cento (Keaschall *et al.*, 1983), sebo a 5 e 22 por cento (Liao e Venum, 1994), sebo a 5 e 7,5 por cento (Nichols *et al.*, 1991), gordura branca de eleição a seis por cento (Smith *et al.*, 1996) e sebo a cinco por cento (Eggert *et al.*, 1998a).

Em contraste com estes resultados, Apple *et al.* (2009a) (cinco por cento de sebo de vaca), Realini *et al.* (2010) (10 por cento de cada sebo) e Lee *et al.* (2011a) (três por cento de sebo) não encontraram qualquer diferença no ganho médio diário e na eficiência de conversão alimentar ao alimentar suínos com gordura animal.

5.2.5 Ganho diário total e eficiência de conversão alimentar de suínos experimentais

O ganho médio diário global e a eficiência de conversão alimentar dos suínos mantidos com as quatro rações experimentais T1, T2, T3 e T4 são apresentados no Quadro 11 e representados graficamente nas Figuras 3 e 4. O peso final médio e o ganho de peso destes suínos durante todo o período foram de 80,85, 77,85, 71,50, 82,15 kg e 56,91, 53,89, 47,49, 57,97 kg, respetivamente. O ganho médio diário global foi de 813,00, 769,86, 678,43 e 828,14 g, respetivamente, para os quatro tratamentos. Não houve diferença no peso corporal final entre T1, T2 e T4; T2 com outros tratamentos. No entanto, os porcos criados em T1 e T4 tiveram maior (P<0,01) peso corporal final do que no tratamento T3. A análise estatística não revelou diferenças no ganho de peso e no ganho médio diário entre os tratamentos T1, T2 e T4, enquanto estes tratamentos tiveram um ganho superior (P<0,05) ao do tratamento T3. A eficiência global de conversão alimentar para os quatro grupos de tratamento foi de 2,80, 2,88, 3,08 e 2,57, respetivamente. Não houve diferença na eficiência alimentar entre T1 e T2; mas T4 teve melhor (P<0,05) eficiência alimentar do que T1, T2 e T3. Uma eficiência de conversão alimentar de 2,87 a 3,01 e um ganho médio diário de 515 a 540 g foram registados por Anuraj (2011) com diferentes níveis de silagem de resíduos de atum seco na dieta de porcos Large White Yorkshire, enquanto Sinthiya (1998) relatou uma eficiência de conversão alimentar de 4,35 a 4,56 em porcos

Large White Yorkshire alimentados com uma dieta com diferentes níveis de farinha de carcaça.

No presente estudo, o tratamento T3 registou um ganho médio diário e uma eficiência alimentar significativamente inferiores aos dos outros grupos. Isto pode dever-se ao elevado teor de fibra bruta (9,40 por cento) e de cinzas insolúveis em ácido (6,52 por cento) da ração, que pode ter afetado a digestão e a utilização dos nutrientes. Este facto está de acordo com Kyriazakis e Emmans (1995), que referiram uma diminuição do ganho de peso e da eficiência da conversão alimentar em suínos de raça pura em crescimento alimentados com um nível elevado (mais de 60 por cento) de farelo de trigo na sua dieta. A taxa de crescimento e a eficiência alimentar dos suínos diminuíram à medida que o nível de fibra na dieta aumentou (Cline e Richert, 2000; Grieshop, 2000). Madhukumar (2002) registou uma eficiência de conversão alimentar inferior de 4,73 a 4,89 e um ganho médio diário de 381,10 a 359,32 g em suínos alimentados com uma dieta com 7,6 a 7,9 por cento de fibra bruta (suínos Large White Yorkshire alimentados com diferentes níveis de resíduos de camarão). Sakthivel (2003) também observou uma eficiência de conversão alimentar mais baixa (4,16 a 4,28) e um ganho médio diário (370,31 a 353,15) em porcos alimentados com uma dieta com 11,90 a 12,79 por cento de fibra bruta (porcos de raça cruzada alimentados com diferentes níveis de choco). Thomas (2007) registou uma eficiência de conversão alimentar de 3,74 a 3,77 e um ganho médio diário de 324,62 a 326,48 g em suínos alimentados com uma dieta com 10,23% de fibra bruta (suínos cruzados alimentados com uma dieta com suplementação de crómio orgânico). Sheikh (2011) observou uma redução significativa na eficiência da conversão alimentar em suínos cruzados alimentados com uma dieta contendo grãos de arroz em vez de milho.

Bhar *et al.* (2000) observaram um ganho médio diário e um rácio alimentação/ganho semelhantes em suínos cruzados alimentados com dietas com 0, 50 e 100 por cento de substituição de milho por farelo de trigo.

Este estudo revela que, no que se refere ao ganho de peso total, ao ganho médio diário e à eficiência da conversão alimentar, os suínos alimentados com uma dieta com 50% de milho substituído por gordura animal tiveram um desempenho semelhante ao do grupo alimentado com a ração de controlo e foi melhor do que os alimentados com uma dieta com 100% de substituição de milho por gordura animal. A suplementação de cinco por cento de gordura animal para além da ração de controlo melhorou significativamente a eficiência da conversão alimentar.

5.3 Digestibilidade dos nutrientes

5.3.1 Composição química das fezes

A composição química das amostras fecais dos porcos alimentados com quatro rações experimentais T1, T2, T3 e T4 é apresentada no Quadro 12. As fezes tinham em média 30,94 a 35,71 por cento de matéria seca, 12,28 a 17,84 por cento de proteínas brutas, 7,32 a 18,60 por cento de extrato etéreo, 11,59 a 13,95 por cento de fibra bruta, 20,65 a 23,22 por cento de cinzas totais, 31,14 a 41,90 de extrato isento de azoto e 8,79 a 15,16 por cento de cinzas insolúveis em ácido. Os valores de GE foram 4102.04, 3834.24, 3453.09 e 4090.08kcal/kg, respetivamente. As amostras fecais tinham, em média, 0,99 a 1,79 por cento de cálcio, 1,11 a 2,06 por cento de fósforo, 0,33 a 0,44 por cento de magnésio, 32,58 a 74,24 ppm de manganês, 14,00 a 20,56 ppm de cobre e 89,00 a 185,80 ppm de zinco.

Anuraj (2011) relatou valores de 36,29 a 37,61 por cento para matéria seca, 14,90 a 16,53 por cento para proteína bruta, 6,55 a 7,0 por cento para extrato etéreo, 10,94 a 14,05 por cento para fibra bruta, 24,28 a 27,0 por cento para cinzas totais, 37,78 a 39,58 por cento para NFE, 13,49 a 18.42% para as cinzas insolúveis em ácido, 1,24 a 1,26% para o cálcio, 1,52 a 1,63% para o fósforo, 0,26% para o magnésio, 38,83 a 43,42 ppm para o manganês, 10,66 a 11,76 ppm para o cobre e 134,09 a 137,36 ppm para o zinco nas fezes de porcos Large White Yorkshire alimentados com ração padrão.

Rekha (2001), Madhukumar (2002), Sakthivel (2003) e Sekar (2003) também registaram valores semelhantes para vários parâmetros químicos nas fezes nos seus trabalhos com suínos.

5.3.2 Digestibilidade aparente dos nutrientes

Os dados sobre a digestibilidade aparente dos nutrientes são apresentados na Tabela 13 e são representados graficamente na Fig. 5. A digestibilidade percentual das quatro rações T1, T2, T3 e T4 foi de 85.73, 72.18, 59.07 e 86.31 para matéria seca, 87.95, 76.14, 64.00 e 88.85 para matéria orgânica, 84.48, 77.59, 67.94 e 86.88 para proteína bruta, 67.60, 62.83, 58.62 e 68.23 para extrato etéreo, 55.36, 49.63, 38.84 e 57.56 para fibra bruta e 91.49, 80.48, 69.21 e 93.56 para NFE, respetivamente. Anuraj (2011) relatou os valores de digestibilidade dos nutrientes de 77,71% para a matéria seca, 77,58% para a proteína bruta, 65,85% para o extrato etéreo, 38,75% para a fibra bruta e 87,68% para o extrato isento de azoto em porcos Large White Yorkshire alimentados com uma dieta com ração padrão e valores de 82,54, 80,81, 68,19, 38,83 e 91,36, respetivamente, para os nutrientes correspondentes por Sreeparvathy (2011) em porcos cruzados alimentados com uma dieta com ração padrão.

A digestibilidade do extrato de éter foi semelhante em todos os quatro tratamentos. A digestibilidade de todos os outros nutrientes no grupo de controlo e no grupo com suplemento de gordura foi superior à dos outros grupos. Os suínos alimentados com ração com 50% de milho substituído por gordura animal apresentaram maior ($P<0,05$) digestibilidade dos nutrientes do que os T3. A digestibilidade da fibra bruta foi maior ($P<0,05$) em T1, T2 e T4 em comparação com T3, no qual foi a mais baixa. Em contraste com este resultado, Jannsen e Care (1985) observaram uma digestibilidade melhorada do extrato etéreo quando o teor de fibra foi aumentado através da adição de farinha de sementes de girassol, mas diminuiu quando o teor de fibra bruta foi aumentado através da adição de farelo de trigo na dieta e, assim, a fibra do farelo de trigo pareceu ter um efeito negativo na digestibilidade do extrato etéreo em suínos.

Neste estudo, o tratamento suplementado com cinco por cento de gordura animal (T4) apresentou valores de digestibilidade semelhantes aos da ração de controlo. De acordo com estes resultados, Keaschall *et al.* (1983) e Garry *et al.* (2007) não observaram qualquer diferença na digestibilidade das proteínas devido à suplementação de sebo a cinco por cento na dieta dos suínos. Huang *et al.* (2010) (três por cento de suplementação de sebo) e Hong *et al.* (2012) (3,32 por cento de suplementação de gordura animal) também não registaram qualquer diferença na digestibilidade da matéria seca e do azoto em suínos.

Em contraste com os resultados do presente estudo, Liao e Venum (1994) (22,24% de banha de porco) e Overland *et al.* (1994) (6% de gordura fundida) registaram um aumento da digestibilidade da gordura bruta, da matéria seca e da retenção de azoto nos suínos.

Por outro lado, Tullis e Whitemore (1980) observaram uma digestibilidade do extrato etéreo significativamente mais baixa (37%) em suínos alimentados com uma dieta que continha 5% de sebo do que com a dieta de controlo (66%).

No grupo T3 (100% de substituição do milho), o nível de farelo de trigo foi de 64,9%, em comparação com 34,7% em T2. O nível de fibra bruta e de cinzas insolúveis em ácido nas quatro rações foi de 3,73 e 1,04; 6,54 e 4,29; 9,4 e 6,52 e 3,52 e 0,93, respetivamente para T1, T2, T3 e T4 (Quadro 7). Os níveis mais elevados de fibra bruta e cinzas insolúveis em ácido podem ter contribuído para a digestibilidade mais baixa de todos os nutrientes, exceto do extrato etéreo. Everts *et al.* (1986) observaram uma digestibilidade reduzida da matéria seca, da matéria orgânica e da proteína bruta com o aumento do nível de fibra bruta (11,26 por cento) na dieta dos suínos. Bhar et al. (2000) também observaram uma diminuição da digestibilidade da matéria seca, da matéria orgânica, da fibra bruta, dos hidratos de carbono totais, do extrato isento de azoto e da energia com o aumento do nível de farelo de trigo (0, 50 e 100 por cento de substituição do milho) na dieta de suínos cruzados. O trato digestivo alarga-se para acomodar um maior volume de alimentos ricos em fibra bruta e a taxa de passagem da ingesta aumenta, resultando numa redução da digestibilidade dos nutrientes (Ewan, 2000; Lentle, 2008). Rekha (2001) relatou uma redução da digestibilidade dos nutrientes em suínos alimentados com uma dieta contendo 5,5 a 11,3 por cento de fibra bruta, de 72,4 a 61,3 por cento para a matéria seca, 74,8 a 71,2 por cento para a proteína bruta, 56,5 a 34,9 por cento para o extrato etéreo, 32,2 a 21,6 por cento para a fibra bruta, 86 a 75,3 por cento para a FDN em suínos cruzados alimentados com diferentes níveis de farinha de carcaça. Valores reduzidos semelhantes foram também observados por Madhukumar (2002) de 63,48 a 58,42 por cento para a matéria seca, 73,31 a

68,93 por cento para a proteína bruta, 61,16 a 52,99 por cento para o extrato etéreo, 32,82 a 22,26 por cento para a fibra bruta e 76,77 a 73,36 por cento para a FDN em porcos Large White Yorkshire alimentados com uma dieta contendo níveis de fibra bruta que variavam de 11,62 a 11,95 por cento, com diferentes níveis de resíduos de camarão. Observações semelhantes foram também registadas por Sakthivel (2003) e Sekar (2003) em suínos alimentados com uma dieta que continha níveis mais elevados de fibra bruta. Blair (2007) afirmou que, nos suínos, quanto mais elevado for o nível de fibra bruta na dieta, menor será a digestibilidade das proteínas e da energia. Sikka (2007) verificou que a substituição do milho e do farelo de arroz por arroz em casca em suínos em crescimento e em acabamento conduziu a uma diminuição significativa da digestibilidade da matéria orgânica e da fibra bruta. Sheikh (2011) observou uma redução significativa da digestibilidade da matéria seca, do extrato etéreo, da fibra bruta e da FDN em suínos cruzados alimentados com uma dieta que continha grãos de arroz em vez de milho.

Os valores de energia digestível das quatro rações experimentais foram 3558, 3104, 2837 e 3848 kcal/kg, respetivamente (Tabela 13). A partir da tabela, pode-se ver que o grupo com suplemento de gordura (T4) teve maior ($P<0,01$) DE em comparação com todas as outras rações, o que é provavelmente devido ao maior nível de energia na ração. O grupo de controlo (T1) teve maior ($P<0,01$) DE do que T2 e T3 e a menor DE foi registada em T3. Reddy (2009) opinou que um aumento de um por cento no nível de fibra alimentar (para além do nível máximo) irá deprimir a digestibilidade da energia bruta em cerca de 3,5 por cento.

Lawrence e Maxwell (1983) verificaram que a eficiência da utilização da energia digerível tendia a diminuir com a adição de gordura branca de escolha (0 a 12 por cento). Li *et al.* (1990) (gordura branca selecionada suplementada a 10 por cento), Overland *et al.* (1994) (seis por cento de gordura fundida) e Reis *et al.* (2000) (oito por cento de sebo) também registaram uma melhoria significativa da digestibilidade da energia em resultado da suplementação de gordura na dieta dos suínos. No entanto, Keaschall *et al.* (1983), Garry *et al.* (2007) e Huang *et al.* (2010) não observaram qualquer diferença significativa na digestibilidade da energia em suínos através da suplementação de sebo a cinco por cento na dieta.

5.3.3 Disponibilidade aparente de minerais

A disponibilidade percentual de minerais nas quatro rações alimentares T1, T2, T3 e T4 foi de 60,34, 55,28, 47,53 e 59,51 para o cálcio, 54,53, 51,38, 46,22 e 52,08 para o fósforo, 66.29, 58,82, 52,95 e 66,70 para o magnésio, 71,38, 64,13, 54,92 e 67,64 para o manganês, 62,02, 57,41, 53,08 e 57,32 para o cobre e 63,40, 61,48, 56,65 e 63,09 para o zinco. Os dados são apresentados na Tabela 13 e representados graficamente na Fig. 6. Anuraj (2011) relatou os valores de disponibilidade mineral de 45,96 a 56,70 por cento para o cálcio, 48,31 a 51,51 por cento para o fósforo, 63,29 a 67,25 por cento para o magnésio, 48,73 a 59,52 por cento para o manganês, 48,14 a 55,55 por cento para o cobre e 51,07 a 60,75 por cento para o zinco em porcos Large White Yorkshire alimentados com uma dieta com silagem de resíduos de atum seco. Sreeparvathy (2011) e Jisha (2012) também registaram valores semelhantes para a disponibilidade de vários minerais nos seus estudos com porcos de raça cruzada.

A partir do quadro, pode observar-se que não houve diferença na disponibilidade de fósforo, cobre e zinco entre as quatro rações, ao passo que a disponibilidade de cálcio, magnésio e manganésio foi reduzida ($P<0,01$) no grupo T3. Os níveis comparativamente mais elevados de fósforo (0,83 por cento) na T3 podem ter causado um desequilíbrio entre o cálcio e o fósforo, resultando numa menor absorção de cálcio. O elevado nível de farelo de trigo (64,7%) no grupo de substituição de 100% de milho (T3) pode ter levado a uma diminuição da disponibilidade de minerais como o magnésio e o manganês. Foi demonstrado que os alimentos fibrosos, tais como cascas de amendoim, cascas de aveia, farelo de trigo e cascas de soja, diminuem a absorção de minerais pelos suínos (Kornegay e Moore, 1986).

A suplementação de gordura animal (cinco por cento em T4) não afectou a disponibilidade de minerais no presente estudo, o que está de acordo com a observação de Atteh e Leeson (1983), que não encontraram qualquer diferença na utilização de minerais pela suplementação de sebo a cinco por cento em suínos.

5.4 Parâmetros sanguíneos

O perfil mineral plasmático dos suínos, antes do início da experiência, era de 9,85 mg/dl para o cálcio, 5,69 mg/dl para o fósforo, 2,13 mg/dl para o magnésio, 0,01 ppm para o manganês, 1,21 ppm para o cobre e 0,56 ppm para o zinco. Os níveis minerais correspondentes estimados no sangue recolhido durante o abate de suínos mantidos em quatro tratamentos experimentais T1, T2, T3 e T4 são apresentados no Quadro 14 e representados graficamente na Fig. 7. Os quatro grupos tinham, em média, 10,90 a 11,36 mg/dl de cálcio, 5,76 a 6,10 mg/dl de fósforo, 2,24 a 2,47 mg/dl de magnésio, 0,01 a 0,02 ppm de manganês, 1,47 a 1,63 ppm de cobre e 0,49 a 0,61ppm de zinco, respetivamente. Shyama (2009) obteve valores de minerais plasmáticos de 10,96 mg/dl para o Ca, 5,22 mg/dl para o P, 3,29 mg/dl para o Mg, 0,02 ppm para o Mn, 1,65 ppm para o Cu e 0,66 ppm para o Zn em suínos cruzados mantidos com uma dieta padrão. Valores semelhantes foram também registados por Anuraj (2011), Sreeparvathy (2011) e Jisha (2012) nos seus estudos com suínos. Na análise estatística, nenhum dos minerais do sangue diferiu significativamente entre os quatro tratamentos.

5.5 Estudo sobre o abate

5.5.1 Dados sobre o abate

Os dados relativos ao peso da carcaça, à percentagem de preparação, ao comprimento da carcaça, à área de olho de lombo, à espessura do toucinho dorsal e ao marmoreado dos suínos submetidos aos quatro tratamentos dietéticos são apresentados no Quadro 15 e os dados relativos ao abate são representados graficamente na Fig. 8 e a espessura do toucinho dorsal na Fig. 9. A percentagem de preparação dos suínos pertencentes aos quatro grupos de tratamento foi de 74,94, 73,93, 72,59 e 75,78, o comprimento da carcaça foi de 30,20, 30,26, 29,78 e 29,88 polegadas, a área de olho de lombo foi de 31,14, 31,10, 27,81 e 33,53 cm^2 , a espessura da gordura do dorso foi de 2,32, 2,44, 2,12 e 3,10 cm, respetivamente. A marmorização observada foi moderada em todos os grupos de suínos. Madhukumar (2002), Sakthivel (2003), Sekar (2003) e Suresh (2003) também registaram valores semelhantes para vários parâmetros.

Ramaswami *et al.* (1985) registaram uma percentagem de preparação superior a 77,0 em porcos da raça pura Large White Yorkshire abatidos com 60 kg de peso corporal. Chinnamani (2008) relatou valores ligeiramente mais baixos de 65,01 a 71,04 para a porcentagem de preparação, 57,50 a 63,50 cm para o comprimento da carcaça, 1,87 a 2,92 cm para a espessura do toucinho, 21,20 a 23,60 cm^2 para a área de olho de lombo em porcos Large White Yorkshire criados sob diferentes regimes alimentares. Exceptuando a percentagem de gordura, todos os outros parâmetros não foram diferentes entre si nos quatro tratamentos. A análise estatística dos dados mostra que a percentagem de preparação foi mais elevada ($P<0,01$) em T4 do que em T2 e T3 e em T1 do que em T3.

Em concordância com os resultados obtidos no presente estudo, Cera *et al.* (1989b) e Apple *et al.* (2007) não observaram qualquer diferença na espessura da gordura dorsal quando os suínos foram alimentados com sebo ou banha a níveis de cinco por cento em relação ao controlo. Miller *et al.* (1990) (10 por cento de gordura animal) e Dugan *et al.* (2004a) (sebo a dois e cinco por cento) não encontraram diferenças significativas na marmorização e na cor da carne de suínos. Bhar *et al.* (2000) não observaram diferenças significativas nas caraterísticas da carcaça de suínos cruzados alimentados com dietas com 0, 50 e 100 por cento de substituição de milho por farelo de trigo. Gatlin *et al.* (2002a) e Lee *et al.* (2011a) não observaram qualquer alteração na percentagem de molho devido à suplementação com gordura animal.

Em contraste com estes resultados, Liao e Venum (1994) registaram uma maior espessura de gordura dorsal em suínos alimentados com uma dieta que continha 22% de banha, em comparação com um nível de 5%. Lee *et al.* (2011b) observaram uma melhoria na marmorização em suínos alimentados com uma dieta suplementada com três por cento de sebo.

A percentagem de preparação significativamente mais baixa observada no tratamento T3 pode ter sido devida ao nível mais elevado de fibra bruta (9,40%) na dieta, o que está de acordo com a observação de Pond *et al.* (1988), que relataram uma redução do peso da carcaça, do comprimento da carcaça, da espessura do toucinho e da área do músculo longissimus em suínos alimentados com dietas ricas em fibra bruta. No grupo T3, o estômago e o intestino registaram um peso mais elevado (13,02 por cento do peso vivo) do que os outros grupos, o que pode ter contribuído para uma menor percentagem de preparação. Este facto está de acordo com Ewan (2000), que opinou que as rações ricas em fibra bruta contribuem com um peso relativamente maior do aparelho digestivo para o peso de abate, reduzindo a percentagem de preparação.

5.5.2 Peso dos órgãos internos em percentagem do peso vivo

O peso dos órgãos internos como percentagem do peso vivo dos porcos mantidos com as quatro rações experimentais T1, T2, T3 e T4 é apresentado no Quadro 15. Valores semelhantes foram registados por Shyama (2009) e Jisha (2012) em porcos cruzados.

Não houve diferença (P<0,05) entre os tratamentos para o peso de nenhum órgão interno, exceto para o estômago e o intestino. Estatisticamente, T1 e T2 registaram pesos semelhantes para o estômago e o intestino e não apresentaram diferenças em relação aos outros dois tratamentos, enquanto T3 registou um peso superior (P<0,05) para estes órgãos em relação a T4.

Os pesos significativamente mais elevados do estômago e do conteúdo intestinal registados no tratamento T3 deveram-se à alimentação com uma dieta rica em fibras (9,40 por cento). Isto está de acordo com Pond *et al.* (1988) que observaram um aumento do peso relativo do fígado, coração, estômago, intestino delgado, ceco e cólon em suínos alimentados com dietas ricas em fibra bruta. Ewan (2000) opinou que os alimentos ricos em fibra bruta tendem a alargar o trato digestivo para acomodar um maior volume de alimentos.

5.5.3 Parâmetros físico-químicos da carne

Os parâmetros físico-químicos da carne de suínos alimentados com as quatro rações experimentais T1, T2, T3 e T4 são apresentados no Quadro 16. O pH da carne registado nas duas horas após o abate foi de 5,63, 5,82, 5,55 e 5,61, respetivamente, para os quatro tratamentos dietéticos e os valores foram estatisticamente semelhantes. A capacidade de retenção de água variou de 14,0 a 26,80 por cento e foi menor (P<0,01) em T1 e T4 em comparação com T2 e T3. A perda por gotejamento foi maior em T3 do que nos outros três grupos. A cor da carne nos quatro grupos, em média, foi de 63,39 a 69,23 para a luminosidade (l), 6,72 a 10,89 para a vermelhidão (a) e 14,12 a 16,55 para o amarelo (b) e os valores foram estatisticamente semelhantes.

A observação feita no presente estudo está de acordo com os resultados de Miller *et al.* (1990), Gatlin *et al.* (2002a), Dugan *et al.* (2004a) e Lee *et al.* (2011a). Bee *et al.* (2002) afirmaram que as caraterísticas da carcaça diferiam significativamente em função da concentração de energia, mas não em função das fontes de gordura da dieta em suínos alimentados com uma dieta com cinco por cento de sebo ou óleo de soja.

Lee *et al.* (2011b) observaram uma melhoria na qualidade da carne de porco (pH, cor e firmeza) em suínos alimentados com uma dieta suplementada com três por cento de sebo, o que não está de acordo com os presentes resultados.

5.5.4 Avaliação sensorial da carne

A avaliação sensorial da carne de suínos alimentados com as quatro rações experimentais T1, T2, T3 e T4 na escala hedónica de nove pontos, descrita no Quadro 16 e representada graficamente na Fig. 10, foi de 5,90 a 6,70 para a cor, 5,50 a 6,90 para o sabor, 4,90 a 6,40 para a suculência e 5,20 a 6,90 para a tenrura. Não houve diferença de cor e suculência entre os tratamentos. O grupo com suplemento de gordura (T4) apresentou sabor superior ($P<0,05$) ao T1 e T2, sendo semelhante ao T3. Não houve diferença na maciez entre T1, T2 e T3 e também entre T1, T2 e T4; mas T3 teve maciez significativamente menor ($P<0,05$) do que T4. A aceitabilidade global da carne dos suínos mantidos nos quatro tratamentos dietéticos foi de 5,40, 5,90, 6,40 e 6,90 na escala hedónica de nove pontos e os valores não foram estatisticamente significativos. Embora não tenha havido diferença significativa entre os tratamentos no que respeita à cor, suculência e aceitabilidade global, o sabor e a tenrura foram melhores no grupo com elevado teor de gordura. Os valores observados diferem dos de Miller *et al.* (1990) e Lee *et al.* (2011b), que relataram uma melhoria na aceitabilidade geral no grupo suplementado com gordura em comparação com o grupo não suplementado. Gatlin *et al.* (2002a), Dugan *et al.* (2004a), Apple *et al.* (2007) e Browne (2011) também referiram a ausência de um efeito significativo na cor em função do nível de gordura na dieta.

A formação do sabor na carne e nos produtos à base de carne é influenciada pelo teor de gordura da carne (Wasserman, 1979). A suculência da carne é atribuível ao seu conteúdo de gordura e humidade (Offer e Trinick, 1983). De todos os atributos da qualidade alimentar, a textura e a tenrura são atualmente consideradas mais importantes pelo consumidor médio do que o sabor ou a cor da carne (Lawrie, 1998). A maciez observada no presente estudo foi melhor no grupo suplementado com gordura (T4).

5.6 Perfil lipídico

5.6.1 Perfil lipídico do plasma

O perfil lipídico plasmático inicial dos suínos antes do início da experiência era de 31,88 mg/dl para os triglicéridos, 58,13 mg/dl para o colesterol total, 31,13 mg/dl para o colesterol HDL e 20,73 mg/dl para o colesterol LDL. O perfil lipídico plasmático e os seus rácios no sangue recolhido durante o abate de suínos mantidos em quatro tratamentos experimentais são apresentados no Quadro 17 e representados graficamente nas Figuras 11 e 12.

Os quatro grupos apresentavam, em média, 37,20 a 59,20 mg/dl de triglicéridos, 78,60 a 147,40 mg/dl de colesterol total, 37,20 a 56,60 mg/dl de colesterol HDL, 33,96 a 78,96 mg/dl de colesterol LDL, 7,44 a 11,84 mg/dl de colesterol VLDL, 1,12 a 1,63 de relação LDL: HDL e 2,12 a 2,63 de relação colesterol total: HDL.

Os valores registados no presente estudo estão dentro da gama normal referida para a espécie (Sastry, 1985; Cowell, 2004). O grupo de controlo dos suínos registou valores mais baixos para os parâmetros lipídicos estudados, o que está de acordo com Thomas (2007), que registou um valor de 57,62 mg/dl para os triglicéridos plasmáticos, 120 mg/dl para o colesterol total e 43,80 mg/dl para o colesterol HDL em suínos cruzados alimentados com ração padrão. Gallardo *et al.* (2008) também registaram valores semelhantes para o colesterol total (77,46 a 125,81 mg/dl), o colesterol HDL (30,60 a 51,95 mg/dl), o colesterol LDL (38,19 a 63,42 mg/dl) e os triglicéridos (43,25 a 50,04 mg/dl) no sangue de suínos. Anuraj (2011) registou os valores de 83,28 a 101,62 mg/dl para o colesterol total, 26,90 a 47,02 mg/dl para os triglicéridos e 58,48 a 68,70 mg/dl para o colesterol HDL em porcos Large White Yorkshire alimentados com uma dieta com diferentes níveis de silagem de resíduos de atum seco. Sreeparvathy (2011) e Jisha (2012) também registaram valores semelhantes em suínos.

Da análise dos dados apresentados na Tabela-17, verifica-se que não houve diferença entre os grupos T2, T3 e T4 no que respeita aos triglicéridos plasmáticos, ao colesterol HDL, ao colesterol VLDL, ao rácio LDL/HDL e ao rácio colesterol total/HDL. Do mesmo modo, os níveis de triglicéridos e de colesterol VLDL foram semelhantes nos grupos T1 e T2. Os animais do T1 apresentaram níveis mais baixos ($P<0,01$) de todos os parâmetros lipídicos plasmáticos observados no estudo, com exceção da razão HDL/LDL, que foi mais elevada. O nível de colesterol total no T4 foi mais elevado ($P<0,01$) do que nos outros grupos, ao passo que tanto o T2 como o T3 apresentaram valores semelhantes, mas mais elevados ($P<0,01$) do que o T1. Houve diferença significativa ($P<0,01$) entre os quatro tratamentos em relação aos níveis de colesterol LDL, sendo que o valor aumentou com o nível de gordura animal na dieta. A partir da tabela, também se pode observar que, à medida que o nível de gordura animal na ração aumenta (T3 e T4), os vários parâmetros lipídicos também tendem a aumentar.

Thacker *et al.* (1981) (sebo a 10 por cento), Baldner-Shank *et al.* (1987) (sebo a 15,6 por cento) e Cera *et al.* (1989b) (sebo a 8%), enquanto Jones *et al.* (1992) afirmaram que a inclusão de 10% de sebo ou banha na alimentação dos porcos não causou qualquer diferença no colesterol total sérico, triglicéridos, colesterol LDL e HDL e rácio HDL/LDL.

5.6.2 Perfil lipídico muscular

Os dados sobre o perfil lipídico do músculo longissimus dorsi, tais como triglicéridos, colesterol total, colesterol HDL, LDL e VLDL dos suínos mantidos com as quatro rações experimentais T1, T2, T3 e T4 são apresentados no Quadro 18 e representados graficamente na Fig. 13. Os quatro grupos tinham, em média, 30,28 a 32,40 mg de triglicéridos, 52,29 a 55,73 mg de colesterol total, 25,92 a 27,15 mg de colesterol HDL, 20,03 a 22,35 mg de colesterol LDL e 6,05 a 6,48 mg de colesterol VLDL por 100 g de músculo. A análise estatística dos dados não revelou diferenças (P>0,05) entre os tratamentos.

De acordo com os resultados obtidos no presente estudo, não foram observadas diferenças no teor de colesterol do músculo longissimus dorsi em suínos alimentados com quatro por cento de sebo (Leszczynski *et al.,* 1992), 11 por cento de sebo (Harris *et al,* 1993), quatro por cento de sebo ou banha (Fontanillas *et al.*, 1997; Kreuzer *et al.,* 2002), cinco por cento de sebo (Grela e Kondek, 2000; Kouba *et al.*, 2003) e cinco por cento de sebo (Hanczakowski *et al.,* 2009). Embora o nível de gordura na ração e o tipo de ração possam afetar o nível de colesterol no sangue dos suínos, não afectaram o perfil lipídico muscular e o teor de colesterol nos músculos permaneceu relativamente estável (Klingenberg *et al.,* 1995; Martins *et al.,* 2005; Rideout *et al.*, 2008). Os resultados do presente estudo também estão de acordo com Rey *et al.* (2004), Kim *et al.* (2008) e Parunovic *et al.* (2012), que relataram um nível normal de concentração de colesterol total no músculo longissimus, independentemente do sistema de alimentação ou da dieta fornecida.

5.7 Estudos histopatológicos

As imagens histopatológicas do fígado, dos rins, da aorta e do baço recolhidos dos suínos durante o abate estão representadas nas placas 8, 9, 10 e 11. As imagens histopatológicas mostram estruturas normais em todos os órgãos e não se observam alterações patológicas ou anormais em nenhum dos órgãos em nenhum dos tratamentos.

5.8 Custo de produção

Os dados sobre o consumo total de ração, o ganho de peso corporal, o custo da ração e o custo da ração por kg de ganho de peso corporal dos suínos mantidos com os quatro tratamentos dietéticos são apresentados no Quadro 19 e representados graficamente na Fig. 14. O custo dos ingredientes utilizados no estudo foi determinado pelo contrato de taxa fixado pela Faculdade de Veterinária e Ciências Animais, Mannuthy, para o ano de 2011-2012.

O custo da ração para as quatro rações de crescimento foi de 18,05, 17,66, 17,30 e 19,37 rupias por kg, respetivamente. O custo da ração por kg de ganho de peso corporal dos suínos mantidos nos quatro tratamentos dietéticos foi de 42,84, 43,33, 47,61 e 42,93 rupias, respetivamente, na fase de crescimento e registou um valor mais elevado (P<0,05) para T3 do que para os outros três tratamentos.

O custo da ração para as quatro rações de finalização foi de 17,23, 16,77, 16,38 e 18,30 rúpias por kg, respetivamente. O custo da ração por kg de ganho de peso corporal dos porcos mantidos com os quatro tratamentos dietéticos foi de 54,78, 54,66, 57,37 e 52,93 rupias, respetivamente, na fase de acabamento e os valores foram estatisticamente semelhantes.

O custo total da ração para as quatro rações foi de 17,56, 17,13, 16,75 e 18,74 Rs por kg, respetivamente. O custo da ração por kg de ganho de peso corporal dos porcos mantidos com os quatro tratamentos dietéticos foi de 49,09, 49,23, 51,54 e 48,13 rupias para o período total, respetivamente, e os valores foram estatisticamente semelhantes.

De acordo com os resultados do presente estudo, Anuraj (2011) obteve um custo semelhante de alimentação/kg de ganho de peso vivo (Rs 45,05 a 50,84) em porcos Large White Yorkshire alimentados com uma dieta com diferentes níveis de silagem de resíduos de atum seco. Sreeparvathy (2011), por outro lado, registou um custo inferior (40,71 a 45,25 rupias) da ração/kg de ganho de peso vivo em suínos de raça cruzada alimentados com diferentes níveis de levedura de cerveja usada.

Em contraste com os resultados actuais, Shyama (2009) observou um custo mais elevado da ração/kg de ganho de peso vivo (59,15 a 63,53 rupias) em suínos cruzados alimentados com uma dieta suplementada com fitase e Jisha (2012) (61,45 a 65,62 rupias) em suínos cruzados alimentados com uma dieta suplementada com zinco.

Uma avaliação dos resultados obtidos na primeira experiência indica que a substituição parcial (50%) do milho na ração dos suínos por gordura animal não afectou o ganho de peso, o consumo de ração, a eficiência da conversão alimentar e as caraterísticas da carcaça. A substituição total (100 por cento) do milho na ração por gordura animal resultou numa diminuição do ganho de peso, da eficiência da conversão alimentar e das caraterísticas da carcaça, pelo que não é aconselhável. A ração T4 (cinco por cento de gordura animal adicionada) melhorou a eficiência da conversão alimentar, a digestibilidade dos nutrientes e o custo mais baixo da ração por kg de ganho de peso, mas elevou o perfil lipídico do plasma. Apesar de todos os perfis lipídicos sanguíneos estudados se encontrarem dentro dos limites normais especificados para a espécie, devido aos níveis mais elevados de colesterol total e de colesterol LDL no grupo suplementado com cinco por cento de gordura animal (T4) do que nos outros grupos, esta ração foi selecionada como ração de controlo para a segunda experiência e foi feita uma tentativa de reduzir o perfil lipídico plasmático através da suplementação de óleo de peixe, CLA, alho e óleo de linhaça a um nível de um por cento na ração T4.

6. RESUMO

Foram efectuadas duas experiências de alimentação com leitões desmamados da raça Large White Yorkshire, pertencentes ao Centro de Produção e Investigação de Suínos, Mannuthy.

A primeira experiência foi realizada para avaliar o efeito da substituição do milho por diferentes níveis de gordura animal no crescimento, digestibilidade dos nutrientes, perfil lipídico e caraterísticas da carcaça dos suínos. Quarenta leitões desmamados da raça Large White Yorkshire foram divididos aleatoriamente em quatro grupos com cinco réplicas em cada grupo. Todos os leitões foram alojados no mesmo pavilhão e mantidos em condições de maneio idênticas durante o período experimental de 70 dias. A alimentação restrita foi seguida de um período de uma hora em que os leitões consumiram o máximo que puderam, tendo a ração restante sido recolhida e pesada após cada alimentação. Foi fornecida água potável limpa *ad libitum* em todos os compartimentos durante todo o período experimental. O consumo diário de ração foi registado.

Os animais foram alimentados com uma ração padrão de crescimento contendo 18% de PC e 3265 kcal de EM/kg de ração até 50 kg de peso corporal e uma ração de acabamento com 16% de PC e 3265 kcal de EM/kg de ração a partir de 50 kg de peso corporal, de acordo com o NRC (1998). Os quatro grupos de leitões foram distribuídos aleatoriamente pelos quatro tratamentos dietéticos, T1 (ração de controlo de acordo com o NRC, 1998), T2 (50 por cento do milho da ração de controlo substituído por gordura animal), T3 (100 por cento do milho da ração de controlo substituído por gordura animal) e T4 (ração de controlo suplementada com cinco por cento de gordura animal).

Os porcos foram pesados no início da experiência e, posteriormente, a intervalos de quinze dias. Foram colhidas amostras de sangue no início e durante o abate dos animais. O ensaio de digestibilidade foi efectuado no final da experiência. Cinco animais de cada tratamento foram abatidos no final da experiência para estudar vários parâmetros de abate, peso dos órgãos internos, parâmetros físico-químicos e avaliação sensorial da carne. O fígado, o rim, a aorta e o baço foram recolhidos para estudo histopatológico. O músculo longissimus dorsi foi colhido para a estimativa do perfil lipídico.

Os pesos médios iniciais e finais dos suínos foram 23,94, 23,96, 24,01, 24,18 kg e 80,85, 77,85, 71,50, 82,15 kg, respetivamente para T1, T2, T3 e T4. O ganho médio diário e a eficiência de conversão alimentar foram de 813,00, 769,86, 678,43, 828,14 g e 2,80, 2,88, 3,08, 2,57, respetivamente. Os porcos de T1 e T4 tiveram maior ($P<0,05$) ganho médio de peso corporal e T4 teve maior ($P<0,05$) eficiência alimentar do que os outros tratamentos.

A percentagem de digestibilidade dos nutrientes nas quatro rações variou entre 59,07 e 86,31 para a matéria seca, 64,00 e 88,85 para a matéria orgânica, 67,94 e 86,88 para a proteína bruta, 58,62 e 68,23 para o extrato etéreo, 38,84 e 57,56 para a fibra bruta e 69,21 e 93,56 para a NFE. Os valores de DE variaram de 2837 a 3848 kcal/kg. A digestibilidade do extrato etéreo foi semelhante (P>0,05) em todos os quatro tratamentos. A digestibilidade da fibra bruta foi maior (P<0,05) nas rações T1, T2 e T4 do que na T3. A digestibilidade da MS, OM, CP e NFE foi mais elevada para a ração de controlo e suplementada com gordura (T4) do que para os outros grupos (T2 e T3). Os suínos alimentados com ração com 50% de milho substituído por gordura animal tiveram maior (P<0,05) digestibilidade dos nutrientes do que os do grupo T3.

A disponibilidade percentual de minerais nas quatro rações variou de 47,53 a 60,34 para o cálcio, 46,22 a 54,53 para o fósforo, 52,95 a 66,70 para o magnésio, 54,92 a 71,38 para o manganês, 53,08 a 62,02 para o cobre e 56,65 a 63,40 para o zinco. Não houve diferença na disponibilidade de fósforo, cobre e zinco, enquanto a disponibilidade de cálcio, magnésio e manganês foi menor (P<0,01) no T3 do que nos outros três grupos.

Os minerais plasmáticos dos suínos mantidos com as quatro rações variaram de 10,90 a 11,36 mg/dl de cálcio, 5,76 a 6,10 mg/dl de fósforo, 2,24 a 2,47 mg/dl de magnésio, 0,01 a 0,02 ppm de manganês, 1,47 a 1,63 ppm de cobre e 0,49 a 0,61ppm de zinco e os valores foram estatisticamente semelhantes (P>0,05).

A percentagem de gordura, o comprimento da carcaça, a área de olho de lombo e a espessura de gordura do dorso dos suínos mantidos com quatro tratamentos dietéticos variaram de 72,59 a 75,78, 29,78 a 30,26 polegadas, 27,81 a 33,53 cm^2 , 2,12 a 3,10 cm, respetivamente. A marmorização observada foi moderada em todos os grupos. A porcentagem de preparação foi maior (P<0,01) em T4 do que em T2 e T3 e em T1 do que em T3.

O peso do coração, dos pulmões, do fígado, dos rins, do baço, do diafragma e do estômago e intestino, expresso em percentagem do peso corporal, variou entre 0,30 e 0,34, 0,97 e 1,23, 1,80 e 1,94, 0,35 e 0,46, 0,18 e 0,22, 0,39 e 0,45 e 10,66 e 13,02, respetivamente. Não houve diferença entre os tratamentos para nenhum dos pesos dos órgãos internos, exceto para o estômago e intestino, que foi maior (P<0,05) para T3 do que para T4.

O pH da carne variou de 5,55 a 5,82 e os valores foram estatisticamente semelhantes. A capacidade de retenção de água variou de 14,0 a 26,80 por cento, foi menor (P<0,01) em T1 e T4 em comparação com T2 e T3. A perda por gotejamento foi maior (P<0,01) no T3 em comparação com os outros grupos. A cor da carne nos quatro grupos, medida com o espetrofotómetro Hunterlab Miniscan XE plus, apresentou valores que variaram entre 63,39 e 69,23 para a luminosidade (L), 6,72 e 10,89 para o vermelho (a) e 14,12 e 16,55 para o amarelo (b) e os valores foram estatisticamente semelhantes (P>0,05).

Na avaliação sensorial da carne, não houve diferença de cor e suculência entre os tratamentos, enquanto o sabor foi maior (P<0,05) para T4 do que T1 e T2. Não houve diferença na maciez entre T1, T2 e T3 e também entre T1, T2 e T4; mas T3 teve maciez significativamente menor (P<0,05) do que T4. A aceitabilidade global da carne de porco foi, em média, de 5,40, 5,90, 6,40 e 6,90, respetivamente, para os quatro tratamentos na escala hedónica de nove pontos e os valores foram estatisticamente semelhantes (P>0,05).

Os triglicéridos plasmáticos, o colesterol total, o HDL, o LDL, o colesterol VLDL, o LDL:HDL e a relação colesterol total:HDL dos suínos mantidos com os quatro tratamentos dietéticos variaram entre 37,20 e 59,20 mg/dl, 78,60 e 147,40 mg/dl, 37,20 e 56,60 mg/dl, 33,96 e 78,96 mg/dl, 7,44 e 11,84 mg/dl, 1,12 e 1,63 e 2,12 e 2,63, respetivamente. Não houve diferença entre os grupos T2, T3 e T4 em relação aos triglicerídeos plasmáticos, colesterol HDL, colesterol VLDL, razão LDL/HDL e razão colesterol total/HDL. Os animais do T1 apresentaram níveis mais baixos (P<0,01) de todos os parâmetros lipídicos plasmáticos observados no estudo. O nível de colesterol total no T4 foi maior (P<0,01) que o dos demais grupos. Houve diferença significativa (P<0,01) entre os quatro tratamentos em relação aos níveis de colesterol LDL, sendo que o valor foi maior no grupo suplementado com cinco por cento de gordura animal (T4).

Os triglicéridos musculares, o colesterol total, o colesterol HDL, o colesterol LDL e o colesterol VLDL dos suínos mantidos com os quatro tratamentos dietéticos variaram entre 30,28 e 32,40 mg, 52,29 e 55,73 mg, 25,92 e 27,15 mg, 20,03 e 22,35 mg e 6,05 e 6,48 mg por 100 g e os valores foram estatisticamente semelhantes (P>0,05).

A imagem histopatológica mostrou estruturas normais em todos os órgãos. O custo da ração por kg de ganho de peso corporal dos suínos mantidos com os quatro tratamentos dietéticos foi de 49,09 e 49,23 rupias,

51,54 e 48,13 para o período total, respetivamente, e os valores foram estatisticamente semelhantes (P>0,05).

REFERÊNCIAS

Akita, T., Jinbu, M., Mori, T., Ando, S., Ikeda, T., Tanabe, R., Satou, M., Furukawa, C., Nishida, A. e Nakai, H. 1991. The effects of energy levels in feed on growth of Meishan pigs. *Jap. J. Swine Sci.* 28 (4): 255-260. *Citado em Nutr.Abstr. Rev.* (1992) 62(12): 6335.

[Anónimo]. 2012, março. Feed ingredients-Maize monthly report. *Agriwatch weekly,* Indian Agribusiness Systems Pvt. Ltd., Noida, Índia. Disponível: http://www.agriwatch.com.

Anuraj, K.S. 2011. Incorporação na dieta de silagem de resíduos de atum seco (*Thunnus albacares*) para o crescimento de suínos. Tese de mestrado, Universidade de Veterinária e Ciências Animais de Kerala, Mannuthy, Thrissur, 92p.

AOAC [Association of Official Analytical Chemists]. 1990. *Official Methods of Analysis* (15th Ed.). Association of Official Analytical Chemists, Washington, D. C., 587p.

Apple, J. K., Maxwell, C.V., Sawyer, J.T., Kutz, B.R., Rakes, L.K., Davis, M.E., Johnson, Z.B., Carr, S.N. e Armstrong, T.A. 2007. Interactive effect of ractopamine and dietary fat source on quality characteristics of fresh pork bellies. *J. Anim. Sci.* 85: 2682-2690.

Apple, J.K., Maxwell, C.V., Kutz, B.R., Rakes, L.K., Sawyer, J.T., Johnson, Z.B., Armstrong, T.A., Carr, S.N. e Matzat, P.D. 2008. Efeito interativo da ractopamina e da fonte de gordura alimentar nas caraterísticas de qualidade das costeletas de porco frescas durante a exposição simulada no retalho. *J. Anim. Sci.* (em linha). Disponível: http://jas.fass.org/content/early/2008/05/23/jas.2007-0327.

Apple, J.K., Maxwell, C.V., Galloway, D.L. e Hamilton, C.R. 2009a. Interactive effects of dietary fat source and slaughter weight in growing-finishing swine: I. Growth performance and longissimus muscle fatty acid composition. *J. Anim. Sci.* 87: 1407-1422.

Apple, J.K., Maxwell, C.V., Galloway, D.L., Hamilton, C.R. e Yancey, J.W.S. 2009b. Efeitos interactivos da fonte de gordura da dieta e do peso de abate em suínos em crescimento e terminação: II. Composição de ácidos gordos da gordura subcutânea. *J. Anim. Sci.* 87: 1423-1440.

Apple, J.K., Maxwell, C.V., Galloway, D.L., Hamilton, C.R. e Yancey, J.W.S. 2009c. Efeitos interactivos da fonte de gordura da dieta e do peso de abate em suínos em crescimento e terminação: III. Composição da carcaça e dos ácidos gordos. *J. Anim. Sci.* 87: 1441-1454.

ARC [Conselho de Investigação Agrícola]. 1981. *The Nutrient Requirement of Pigs (Necessidades de nutrientes dos suínos*). (2nd Ed.). Commonwealth Agricultural Bureaux, Londres, 307p.

Atteh, J. O. e Leeson, S. 1983. Effect of increasing dietary fat, calcium and phosphorus levels on performance and mineral metabolism of weanling pigs. *Can. J. Anim. Sci.* 63: 699.

Azain, M.J. 2001. A gordura na alimentação dos suínos. In: Lewis, A.J. e Southern, L.L. (eds.), *Swine Nutrition* (2nd Ed.). CRC press, Flórida, EUA, pp. 95-105.

Baldner-Shank, G.L., Richard, M.J., Beitz, D.C. e Jacobson, N.L. 1987. Effect of animal and vegetable fats and proteins on distribution of cholesterol in plasma and organs of young growing pigs. *J. Nutr.* 117(10): 1727-1733.

Balogun, T.K., Keripe, O.M., Olumeyan, J.B. e Vmunna, N.N. 1988. Resposta de suínos em crescimento a vários níveis de energia da dieta num ambiente tropical. *J. Anim. Prod. Res.* 8(2): 88-103.

Banik, S., Tamuli, M.K., Pankaj, P.K. Thomas, R. 2011. *Visão-2030*. Centro Nacional de Investigação sobre Suínos. Conselho Indiano de Investigação Agrícola, Rani, Guwahati, 38p. Disponível: www.nrcp.in.

Baran, L.S. 1991. Nutrição energética e necessidades proteicas dos suínos. *Zootekhniya* 9: 45-46.

Barowicz, T., Pieszka, M., Pietras, M.P. e Migdal, W. 2005. Influência do ácido linoleico conjugado da dieta no metabolismo lipídico e na concentração sérica de leptina em suínos em fase de acabamento. *Biotech. Anim. Husb.* 21(5-6): 119-122.

Baudon, E.C., Hancock, J.D. e Llanes, N. 2003. Added fat in diets for pigs in early and late finishing (Gordura adicionada em dietas para suínos em fase inicial e final de acabamento). Kansas State University Agricultural Experiment Station and Cooperative Extension Service. *Relatório do dia do suíno*. Purdue University, West Lafayatte, Indiana, pp. 155-158.

Beaulieu, A.D., Williams, N.H. e Patience, J.F. 2009. Response to dietary digestible energy concentration in growing pigs fed cereal grain-based diets. *J. Anim. Sci.* 87: 965-976.

Bee, G., Gebert, S. e Messikommer, R. 2002. Effect of dietary energy supply and fat source on the fatty acid pattern of adipose and lean tissues and lipogenesis in the pig. *J. Anim. Sci.* 80(6): 1564-1574.

Benz, J.M., Tokach, M.D., Dritz, S.S., Nelssen, J.L., DeRouchey, J.M., Sulabo, R.C. e Goodband, R.D. 2011. Effects of choice white grease and soybean oil on growth performance, carcass characteristics, and carcass fat quality of growing-finishing pigs. *J. Anim. Sci.* 89: 404-413.

Berglund, D.R. 2002. Linho: Novas utilizações e exigências. In: Janick, J. e Whipkey, A. (eds.), *Trends in new crops and new uses*. ASHS Press, Alexandria, VA, pp. 358-360.

Bernhart, D.N. e Wreath, A. 1955. Determinação colorimétrica do fósforo pelo método do fosfomolibdato modificado. *Anal. Chem.* 27: 440-441.

Berschauer, F. 1984. Efeitos fisiológicos nutricionais das gorduras alimentares em rações para suínos em crescimento. 5. Efeitos do óleo de soja e da banha de porco na retenção de proteínas em leitões. *Arch. Tierermahr* 34: 123-133.

Best, P. 2012, julho-agosto, 2012. Produção global de suínos: Tendências que moldam a indústria da carne de porco. *Pig International- Bimonthly*, 42(4): pp. 8-11. Disponível: www.WATTAgNet.com.

Bhar, R., Pathak, N.N. e Paul, S. 2000. Performance of crossbred (Landrace X local Indian) finisher barrows fed fed maize or wheat bran based diets: Short note. *Asian- Aust. J. Anim. Sci.* 13(10): 1429-1432.

Bikker, P., Verstegen, M.W.A., Kemp, B. e Bosch, M.W. 1996. Desempenho e composição corporal de marrãs de acabamento afectados pela ingestão de energia e nutrição no início da vida. 1. Crescimento do corpo e dos componentes corporais. *J. Anim. Sci.* 74(4): 806-816.

BIS [Bureau of Indian Standards]. 1986. Requisitos para alimentos para suínos. [IS7472:1986 (cláusula 3.3)]. Reafirmada em 2001. Manak Bhavan, 9, Bahadur Shah Zafar Marg, Nova Deli.

Blair, R. 2007. *Nutrition and Feeding of Organic Pigs (Nutrição e Alimentação de Suínos Biológicos*). CABI, Cambridge, EUA, 240p.

Boakye, K. e Mittal, G.S. 1996. Changes in colour of beef Longissimus dorsi muscle during ageing. *Meat Sci.* 3: 347-354.

Bochicchio, D., Faeti, V., Marchetto, G., Poletti, E., Maranesi, M., Mordenti, A.L. e Della Casa, G. 2005. Effect of feeding partially hydrogenated lard on trans-fatty acid content of muscle and backfat of heavy pigs. Meat Sci. 71: 651-656.

Bourdon, D., Fevrier, C., Leclercq, B., Lessire, M. e Perez, J.M. 1987. Comentários sobre as matérias-primas. In: Wiseman, J. (ed.), Feeding of Non-ruminant Livestock, Butterworths, London, pp. 123-133.

Brouns, F., Edwards, S.S. e English, P.R. 1995. Influence of fibrous feed ingredients on voluntary intake of dry sows (Influência de ingredientes fibrosos na ingestão voluntária de porcas secas). *Anim. Feed Sci. Technol.* 54: 301-313.

Browne, N.A., Apple, J.K. e Yancey, J.W.S. 2011. Alimentação faseada de gordura dietética a suínos em crescimento e acabamento alimentados com grãos de destilaria secos com solúvel III. Caraterísticas de qualidade do bacon. *AAES Research series* 597, Alabama Agriculture experiment Station, Auburn, Alabama, EUA, pp. 83-85.

Brumm, M.C., Peo, E.R. Jr., Lowry, S.R. e Hogg, A. 1982. Effect of source of pig, housing system and receiving diet on performance of purchased feeder pigs. *J. Anim. Sci.* 55: 1264-1271.

Brumm, M.C. e Peo, E.R. Jr. 1994. Effect of fat source in receiving diets and reduced noturnal temperatures on commingled feeder pig performance. *J. Anim. Sci.* 72(6): 1522-1529.

Buragohain, R. 2012. Estado nutricional de suínos em crescimento e terminação sob gestão de alimentação rural em Mizoram. *Indian J. Anim. Nutr.* 29(3): 287-290.

Campbell, R.G., Taverner, M.R. e Curie, D.M. 1985. Effects of sex and energy intake between 48 and 90 kg live weight on protein deposition in growing pigs. *Anim. Prod.* 40(3): 497-503.

Campbell, R.G. 2005. Fats in pig diets: beyond their contribution to energy content *Recent Adv. Anim. Nutr. Austr.* 15: 15-19.

Carlson, T.L. e Kottke, B.A. 1990. Effect of coconut oil on plasma apo A-1 levels in WHHL and NZW rabbits (Efeito do óleo de coco nos níveis plasmáticos de apo A-1 em coelhos WHHL e NZW). *Biochimica Et Biophysica Ata* 1083: 221-229.

Carr, S.N., Rincker, P.J., Killefer, J., Baker, D.H., Ellis, M. e McKeith, F.K. 2005. Effects of different cereal grains and ractopamine hydrochloride on performance, carcass characteristics, and fat quality in late-finishing pigs. *J. Anim. Sci.* 83: 223-230.

Carroll, J. A., Daniel, J.A., Keisler, D.H. e Matteri, R.L. 1999. Cateterização não cirúrgica da veia jugular em porcos jovens. *Lab. Anim.* 33:129-134.

Cechova, M., Beckova, R., Hadas, Z., Vaclavkova, E. e Rychetska, M. 2010. Efeito de

CLA e óleo de girassol na dieta de suínos sobre as caraterísticas de valor de carcaça e qualidade da carne. *Res. pig breed.* 4(1):1-4.

Cera, K.R., Mahan, D.C. e Reinhart, G.A. 1988. Digestibilidades semanais de dietas suplementadas com óleo de milho, banha de porco ou sebo por suínos desmamados. *J. Anim. Sci.* 66: 1430-1437.

Cera, K.R., Mahan, D.C. e Reinhart, G.A. 1989a. Digestibilidades aparentes da gordura e respostas de desempenho de suínos pós-desmame alimentados com dietas suplementadas com óleo de coco, óleo de milho e sebo. *J. Anim. Sci.* 67: 2040-2047.

Cera, K.R., Mahan, D.C. e Reinhart, G.A. 1989b. Postweaning swine performance and serum profile responses to supplemental medium-chain free fatty acids and tallow. *J. Anim. Sci.* 67: 2048-2055.

Cera, K.R., Mahan, D.C. e Reinhart, G.A. 1990. Evaluation of various extracted vegetable oils, roasted soybeans, medium-chain triglyceride and an animalvegetable fat blend for postweanling swine. *J. Anim. Sci.* 68: 2756-2765.

Chang, W.H., Kim, J.D., Xuan, Z.N., Cho, W.T., Han, I.K., Chae, B.J. e Paik, I.k. 2000. Optimal lysine:DE ratio for growing pigs of different sexes. *Asian- Aust. J. Anim. Sci.* 13(1): 31-38.

Cheeke, P.R. 1999. *Applied Animal Nutrition: Feeds and Feeding* (2nd Ed.). Prenticehall, Inc., Nova

Jersey, 525p.

Chen, Y.J., Kim, I.H., Cho, J.H., Yoo, J.S., Wang, Q., Wang, Y. e Huang, Y. 2008. Avaliação da L-carnitina ou do alho em pó na dieta sobre o desempenho de crescimento, digestibilidades da matéria seca e do azoto, perfis sanguíneos e qualidade da carne em suínos de acabamento. Animal Feed Sci. Technol. 141: 141-152.

Chiba; L.I., Peo, E.R. Jr., Lewis, A.J., Brumm, M.C. e Fritschen, R.D. 1985. Effect of dietary fat on pig performance and dust levels in modified-open-front and environmentally regulated confinement buildings. *J. Anim. Sci.* 61: 763-781.

Chiba, L. I. 2000. Sistemas de alimentação para suínos. In: Theodorou, M.K. and France, J. (eds.), *Feeding systems and feed evaluation models*, CABI Publishing, Wallinford, U.K., pp.181-209.

Chiba, L.I. 2004. *Non-ruminant Nutrition Handbook* (7th Ed.). Universidade de Auburn, Alabama, EUA, 251p.

Chiba, L.I. 2009. Nutrição e alimentação de suínos. In: Chiba, L.I. (ed.), *Animal Nutrition Handbook* (2nd Ed.), Universidade de Auburn, Alabama, EUA, pp. 285-315.

Chinnamani, K., Sivakumar, T., Tensingh, G.P. e Murugan, M. 2008. Caraterísticas da carcaça de suínos cruzados da raça Large White Yorkshire sob diferentes regimes alimentares. *Tamil Nadu J. Vet. Anim. Sci.* 4(6): 211-214.

Cho, S.B., Kim, D.W., Baek, K.H., Lee, B.S., Chung, I.B., Chung, W.T. e Choi, N.J. 2008. Effects of dietary energy intake levels on growth performance and body composition of finishing barrows and gilts. *Asian-Aust. J. Anim. Sci.* 21(10): 1516-1521.

Cho, J.H. e Kim, I.H. 2012. Utilização de gordura para suínos: A review. *J. Anim. Vet. Adv.* 11(6): 878-882.

Cline, T.R. e Richert, B.T. 2000. Alimentação de suínos em crescimento e terminação. In: Lewis, A.J. e Southern, L.L. (eds.), *Swine Nutrition* (2nd Ed.). CRC press, Florida, USA, pp. 717723.

Coffey, M.T., Seerley, R.W., Martin, R.J. e Mabry, J.W. 1982. Effect of level, source and duration of feeding of supplemental energy in sow diets on metabolic and hormonal traits related to energy utilization in the baby pig. *J. Anim. Nutr.* 55(2): 329-337.

Coffey, M.T. 2011. Gordura em dietas para suínos. In: *IFAS Extension, AS34.* pp. 1-2. Universidade da Flórida, Flórida, EUA. Disponível: http://edis.ifas.ufl.edu.

Collin, A., Milgen, J.V., Dubois, S. e Noblet, J. 2001. Effect of high temperature and feeding level on energy utilization in piglets. *J. Anim. Sci.* 79: 1849-1857.

Collins, C.L., Philpotts, A.C. e Henman, D.J. 2009. Improving growth performance of finisher pigs with high fat diets (Melhorar o desempenho do crescimento de suínos de engorda com dietas ricas em gordura). *Anim. Prod. Sci.* 49: 262-267.

Cook, M. E., Jerome, D.L., Pariza, M.W. e Schmidt, S. 1998. A patologia, hematologia e química do sangue de suínos alimentados com ácido linoleico conjugado sintetizado a partir de óleo de girassol. In: *Procedimentos de 89th Reunião*. Sociedade Americana de Química do Óleo, Chicago, IL, p. 21. (Abstr.).

Cowell, R.L. 2004. *Veterinary Clinical Pathology Secrets*. Elsevier, Holanda, 408p.

Cromwell, G.L. 2006. Produtos processados na nutrição de suínos. In: Meeker, D.L. (ed.), *Essential Rendering*. National Renderers Association, Alexandria, VA, pp. 141-157.

de Lange, C. F. M. e Birkett, S.H. 2004. Caracterização do teor de energia útil em ingredientes de rações para suínos e aves. In: *Actas da Reunião Anual da CSAS;* julho de 2004. Universidade de Edmonton, Edmonton, Alberta, Canadá, 84p.

Devi, K.A.S. 1981. Caraterísticas de crescimento e carcaça de suínos mantidos em rações que contêm diferentes níveis de chips de tapioca secos. Tese de mestrado, Universidade Agrícola de Kerala, Mannuthy, Thrissur, 129p.

Ding, S.T., Lapillonne, A., Heird, W.C. e Mersmann, H.J. 2003. A gordura da dieta tem efeitos mínimos nas concentrações de transcrição do metabolismo dos ácidos gordos em suínos. *J. Anim. Sci.* 81(2): 423-431.

Dudek, K., Sliwa, E. e Tatara, M.R. 2006. Alterações no padrão de leucócitos no sangue em leitões de porcas tratadas com preparações de alho. *Bull. Vet. Inst. Pulawy* 50: 263-267.

Dudley, M.A., Wang, H., Hachey, D.L., Shulman, R.J., Perkinson, J.S., Rosenberger, A.J. e Mersmann, H.J. 1996. Jejunal brush border hydrolase activity is higher in tallow-fed pigs than in corn oil-fed pigs. *J. Nutr.* 124: 1996-2005.

Dugan, M.E.R., Aalhus, J.L. e Lien, K.A. 2001. Positively impacting the carcass by adding fat to the diet. In: *Conferência Focus on the Future;* 20-21 de fevereiro de 2001. Red Deer, Alberta, Canadá, pp. 18-20.

Dugan, M.E.R., Aalhus, J.L., Robertson, W.M., Rolland, D.C. e Larsen, I.L. 2004a.

Os níveis dietéticos práticos de óleo de canola e de sebo têm efeitos diferentes nas marrãs e nos

desempenho em carrinho de mão e composição da carcaça. Can. J. Anim. Sci. 84(4): 661-671.

Duxbury-Berg, L. 1999. Analisando a economia do milho com alto teor de óleo. In: *National Hog Farmer.* A revista de negócios, Minneapolis, MN. Disponível: http://nationalhogfarmer.com/mag/farming_analyzing_economics/ ex.html.

Edwards, S.A. 2005. Enhancing sow performance and welfare by choice of dietary energy substrates. *Biotech. Anim. Husb.* 21(5-6): 149-154.

Eggert, J.M., Farrand, E.J., Mills, S.E., Schinckel, S.P., Forrest, J.C., Grant, A.L. e Watkins, B.A. 1998a. Effects of supplementing with soybean oil and finishing with beef tallow on pork quality and carcass composition. *Relatório do Dia do Suíno.* Purdue University, West Lafayatte, Indiana, pp. 21-25.

Ellis, M. e Augspurger, N. 2000. Feed intake in growing-finishing pigs. In: Lewis, A.J. e Southern, L.L. (eds.), *Swine Nutrition* (2nd Ed.). CRC press, Flórida, EUA, pp. 447-467.

Everts, H., Smits, B. e Jongbloed, A.W. 1986. Effect of crude fibre, feeding level and body weight on apparent digestibility of compound feeds in swine. *Neth. J. Agric. Sci.* 34(4): 501-503.

Ewan, R.C. 2000. Utilização de energia na nutrição de suínos. In: Lewis, A.J. e Southern, L.L. (eds.), *Swine Nutrition* (2nd Ed.). CRC press, Flórida, EUA, pp. 85-94.

FAO [Organização das Nações Unidas para a Alimentação e a Agricultura]. 2010. *Statistical year book.* Organização das Nações Unidas para a Alimentação e a Agricultura, Roma, Itália. Disponível: http://faostat.fao.org.

Feoli, C., Hancock, J.D., Issa, S., Gugle, T.L., Carterl, S.D. e Cole, N.A. 2007. Effects of adding beef tallow to diets with sorghum-based dried distillers grains with soluble on growth performance and carcass characteristics in finishing pigs. *Relatório do dia do suíno.* Purdue University, West Lafayatte, Indiana, pp. 122-125.

Folch, J., Lees, M. e Sloane Stanley, G.H. 1957. Um método simples para o isolamento e purificação de lípidos totais de tecidos animais. *J. Biol. Chem.* 226: 497-509 .

Fontanillas, R., Barroeta, A., Baucells, M.D. e Codony, R. 1997. Effect of feeding highly cis-monounsaturated, trans or n-3 fats on lipid composition of muscle and adipose tissue of pigs. *J. Agric. Food Chem.* 45: 3070-3075.

Gabert, V.M., Jenesn, M.S., Jorgensen, H., Engberg, R.M. e Jensen, S.K. 1996. Exocrine pancreatic secretions in growing pigs fed diets containing fish oil, rapeseed oil or coconut oil. *J. Nutr.* 126: 2076-2082.

Gallardo, D., Ramona, N., Pena, Amills, M., Varona, L., Ramirez, O., Reixach, J., Diaz, I., Tibau, J., Soler, J., Prat-Cuffi, J.M., Noguera, J.L. e Quintanilla, R. 2008. Mapping of quantitative trait loci for cholesterol, LDL, HDL, and triglyceride serum concentrations in pigs. *Physiol. Genomics.* 35: 199-209.

Galloway, S.T. e Ewan, R.C. 1989. Energy evaluation of tallow and oat groats for young swine (Avaliação energética de sebo e aveia para suínos jovens). *J. Anim. Sci.* 67: 1744-1750.

Garry, B.P., Pierce, K.M. e O'Doherty, J.V. 2007. The effect of phase-feeding on the growth performance, carcass characteristics and nitrogen balance of growing and finishing pigs. *Ir. J. Agric. Food Res.* 46: 93-104.

Gatlin, L.A., See, M.T., Hansen, J.A., Sutton, D. e Odle, J. 2002a. The effects of dietary fat sources, levels, and feeding intervals on pork fatty acid composition. *J. Anim. Sci.* 80: 1606-1615.

Gatlin, L.A., See, M.T., Hansen, J.A. e Odle, J. 2003. Hydrogenated dietary fat improves pork quality of pigs from two lean genotypes. *J. Anim. Sci.* 81: 1989-1997.

Goff, G.L. e Noblet, J. 2001. Comparative total tract digestibility of dietary energy and nutrients in growing pigs and adult sows. *J. Anim. Sci.* 79: 2418-2427.

Grela, E. R. 2000. Influência da mistura de ervas na alimentação de suínos sobre o desempenho e alguns parâmetros lipídicos no sangue e na gordura do dorso. Annales Universitatis Mariae Curie-Sklodowska. Secção EE. *Zootecnia* 18: 243-250.

Grela, E.R. e Kondek, E. 2000. Efeito do óleo de soja suplementar e da vitamina E na qualidade lipídica da carne de suíno. *Rocz. Nauk. Zoot. Supl.* 6: 172-175.

Grieshop, C.M., Reese, D.E. e George Fahey, Jr.C. 2001. In: Lewis, A.J. e Southern, L.L. (eds.), *Swine Nutrition* (2nd Ed.). CRC press, Flórida, EUA, pp. 107-130.

Groot, P.H., Scheek, L.M., Dubelaar, M.L., Verdouw, P.D., Hartog, J.M. e Lamers, J.M. 1989. Effects of diets supplemented with lard fat or mackerel oil on plasma lipoprotein lipid concentrations and lipoprotein lipase activities in domestic swine. *Atherosclerosis* 77(1): 1-6.

Gunstone, F.D. 1996. *Fatty acid and lipid chemistry.* Blackie A e P, Glasgow, 252p.

Guo, Q., Richert, B.T., Burgess, J.R., Webel, D.M., Orr, D.E., Blair, M., Grant, A.L. e Gerrard, D.E. 2006. Effect of dietary vitamin E supplementation and feeding Period on pork quality. *J. Anim. Sci.* 84(11): 3071-3078.

Haak, L., De Smet, S., Fremaut, D., Vanwallenghem, K. e Raes, K. 2008. Perfil de ácidos gordos e estabilidade oxidativa da carne de porco influenciados pela duração e tempo de suplementação com óleo de linhaça ou de peixe na dieta. *J. Anim. Sci.* 86: 1418-1425.

Haar, F., Gent, C.M., Schouten, F.M. e Voort, H.A. 1978. Métodos para a estimativa do colesterol de alta densidade: comparação entre dois laboratórios. *Clin. Chem. Ata.* 88: 469-481.

Habeanu, M., Hebean, V., Nagy, A.I., Taranu, I., Lefter, N., Marin, M. e Grosu, H. 2011. Os PUFA ómega 3 da dieta alteram o perfil metabólico e imunológico do soro em porcos Mangalitza em sistema de criação extensiva.

Hanczakowski, P., Szymczyk, B. e Hanczakowska, E. 2009. Perfil de ácidos gordos e teor de colesterol da carne de suínos alimentados com diferentes gorduras. *Ann. Anim. Sci.* 9(2): 157-163.

Harris, K.B., Cross, H.R., Pond, W.G. e Mersmann, H.J. 1993. Effect of dietary fat and cholesterol level on tissue cholesterol concentrations of growing pigs selected for high or low serum cholesterol. *J. Anim. Sci.* 71: 807-810.

Hartog, J.M., Verdouw, P.D., Klompe, M. e Lamers, J.M.J. 1987. Dietary mackerel oil in pigs: effect on plasma lipids, cardiac sareolemmal phospholipids and cardiovascular parameters. *J. Nutr.* 117: 1371-1378.

Hebean, V., Habeanu, M. e Neagu, M. 2005. Influência dos ácidos gordos insaturados de diferentes fontes na qualidade da carne de suíno. *Arch. zootechnica* 8: 79-84

Henman, D.J., Argent, C.J. e Bryden, W.L. 1999. Response of male and female finisher pigs to dietary energy density. In: Cranwell, P.D. (ed.), *Manipulating Pig Production VII*, Australasian Pig ScienceAssociation , Werribee, Australia, 263p.

Heugten, E.V. e Stumpf, T.T. 1996. Desempenho do crescimento, caraterísticas da carcaça e ganho de peso magro de suínos em crescimento alimentados com diferentes níveis de energia. *J. Anim. Sci.* 74

(Suppl. 1): 343-349.

Hong, S.M., Hwang J.H. e Kim, I.H. 2012. Efeito do triglicerídeo de cadeia média (mct) no desempenho do crescimento, digestibilidade dos nutrientes, caraterísticas do sangue em leitões desmamados. *Asian-Aust. J. Anim. Sci.* 25 (7): 1003-1008.

Huang, F.R., Zhan Z.P., Luo J., Liu Z.X. e Peng, J. 2008. A duração da alimentação com sementes de linhaça afecta a gordura intramuscular, a massa muscular e a composição de ácidos gordos no músculo do porco. *Livestock Sci.* 118: 132-139.

Huang, Y., Yoo, J.S., Kim, H.J., Wang, Y., Chen, Y.J., Cho, J.H. e Kim, I.H. 2010. The Effects of different copper (inorganic and organic) and energy (tallow and glycerol) sources on growth performance, nutrient digestibility, and fecal excretion profiles in growing pigs. *Asian-Aust. J. Anim. Sci.* 23(5): 573-579.

ICAR [Conselho Indiano de Investigação Agrícola]. 1985. *Nutrient Requirements of Livestock and*

Poultry (Necessidades de Nutrientes do Gado e das Aves). Divisão de Publicações e Informação, ICAR, Nova Deli. 12p.

ICMR [Conselho Indiano de Investigação Médica]. 2009. Nutrient Requirements and Recommended Dietary Allowances for Indians. A Report of the Expert Group of the Indian Council of Medical Research, ICMR, New Delhi, 334p.

Illescu, M., Burlaw, G. e Stavri, J. 1982. Energy requirements of young pigs between 10 and 50 kg body weight. *Pig News Inf.* 59(3): 1233-1237.

Janik, A., Barowicz, T., Pieszka, M. e Migdal, W. 2005. Caraterísticas da carcaça, soro sanguíneo e fracções lipídicas da carne em porcos Landrace polacos que diferem no genótipo RYR1. *Biotech. Anim. Husb.* 21(1-2): 41-48.

Janseen, W.M.M.A. e Care, B. 1985. Influence of fibre on digestibility of poultry feeds (Influência da fibra na digestibilidade dos alimentos para aves). Haresign, W. e Cole, D.J.A. (eds.). *Recent Advances in Animal Nutrition*, Butterworth, Londres, pp. 87-112.

Jisha, G.S. 2012. Avaliação das necessidades de zinco na dieta de suínos cruzados em crescimento. Tese de mestrado, Universidade de Ciências Veterinárias e Animais de Kerala, Mannuthy, Thrissur, 83p.

Jones, D.B., Hancocks, J.D., Harmon, D.L. e Walker, C.E. 1992. Effects of exogenous emulsifiers and fat sources nutrient digestibility, serum lipids, and growth performance in weanling pigs. *J. Anim. Sci.* 70: 3473-3482.

Jorgensen, H., Gabert, V.M., Hedemann, M.S. e Jensen, S.K. 2000. Digestion of fat does not differ in growing pigs fed diets containing fish oil, rapeseed oil or coconut oil. *J. Nutr.* 130(4): 852-857.

Jung, H.J., Kim, Y.Y. e Han, I.K. 2003. Effects of fat sources on growth performance, nutrient digestibility, serum traits and intestinal morphology in weaning pigs. *Asian-Aust. J. Anim. Sci.* 16(7): 1035-1040.

Just, A. 1982. O valor energético líquido da gordura bruta para o crescimento de suínos. *Livestock Prod. Sci.* 9(4): 501-509.

Keaschall, K.E., Moser, B.D., Peo, E.R.Jr., Lewis, A.J. e Crenshaw, T.D. 1983. Dried fat for growing-finishing swine (Gordura seca para suínos em crescimento e terminação). Universidade de Nebraska-Lincoln, Lincoln, pp. 286-295. Disponível em: www.digitalcommons.unl.edu/665.

Kemp, B., Verstegen, M.W.A., Verhagen, J.M.F. e Van der Hel, W. 1987. The effect of environmental temperature and feeding level in energy and protein retention of individually housed pregnant sows. *Anim. Prod.* 44: 275-283.

Kim, J.H., Seong, P.N., Cho, S.H., Park, B.Y., Hah, K.H., Yu, L.H., Lim, D.G., Hwang, I.H., Kim, D.H., Lee, J.M. e Ahn, C.N. 2008. Caracterização do valor nutricional de vinte e um músculos de porco. *Asian-Aust. J. Anim. Sci.* 21(1): 138-143.

King, R.H., Campbell, R.G., Smits, R.J., Morley, W.C., Ronnfeldt, K., Butler, K.L. e Dunshea, F.R. 2004. The influence of dietary energy intake on growth performance and tissue deposition in pigs between 80 and 120 kg liveweight. *Aust. J. Agric. Res.* 55: 1271-1281.

Klingenberg, I.L., Knabe, D.A. e Smith, S.B. 1995. Lipid metabolism in pigs fed beef tallow or high-oleic acid sunflower oil. Comparative biochemistry and physiology. Parte B: *Biochem. Mol. Biol.* 110(1): 183-192.

Konjufca, V.H., Pesti, G.M. e Bakalli, R.I. 1997. Modulation of cholesterol levels in broiler meat by dietary garlic and copper. *Poult. Sci.* 76(9): 1264-1271.

Kornegay, E. T. e Moore, R.J. 1986. As fontes de fibra dietética podem afetar a utilização de minerais em suínos. *Feedstuffs* 58: 36.

Kouba, M., Enser, M., Whittington, F.M., Nute, G.R. e Wood, J.D. 2003. Effect of a high-linolenic acid diet on lipogenic enzyme activities, fatty acid composition, and meat quality in the growing pig. *J. Anim. Sci.* 81:1967-1979.

Kralik, G., Margeta, V., Suchy, P. e Strakova, E. 2010. Efeitos da suplementação dietética com óleo de colza e de linhaça na composição de ácidos gordos no tecido muscular de suínos. *Ata. Vet. Brno.* 79: 363-367.

Kravcova, Z., Nemcova, R., Marcincak, S. 2009. O efeito da suplementação dietética de leitões com ácidos gordos polinsaturados e Lactobacilos na estabilidade oxidativa da carne de porco. *Folia Veterinaria* 53(1): 35-36.

Kreuzer, M., Hanneken, H., Wittmann, M., Gerdemann, M.M. e Machmuller, A. 2002. Effects of different fibre sources and fat addition on cholesterol and cholesterol-related lipids in blood serum, bile and body tissues of growing pigs. *J. Anim. Physiol. Anim. Nutr.* 86: 57-73.

Kritchevsky, D. 2000. Antimutagénico e alguns outros efeitos do ácido linoleico conjugado. *Br. J. Nutr.* 83: 459-465.

Kyriazakis, I. e Emmans, G.C. 1992. The effects of varying protein and energy intakes on the growth and body composition of pigs. *Br. J. Nutr.* 68(3): 603- 613.

Kyriazakis, I e Emmans, G.C. 1995. The voluntary feed intake of pigs given feeds based on wheat bran, dried citrus pulp and grass meal, in relation to measurements of feed bulk. *Br. J. Nutr.* 73: 191-207.

Lampe, J.F., Baas, T.J. e Mabry, J.W. 2006. Comparação de fontes de cereais para dietas de suínos e o seu efeito nas caraterísticas de qualidade da carne e da gordura. *J. Anim. Sci.* 84: 1022- 1029.

Latour, M.A., Richert, B.T., Radcliffe, J.S., Schinckel, A.P., PAS, e White, H.M. 2008. Effects of feeding restaurant grease with or without conjugated linoleic acid or phase-integrated beef tallow on finishing pig growth characteristics and carcass fat quality. *The Professional Anim. Scientist.* 24: 156-160.

Lauridsen, C., Christensen, T.B., Halekoh, U. e Jensen, S.K. 2007. Fontes de gordura alternativas à gordura animal para suínos. *Lipid Technol.* 19(7): 156-159.

Lawrence, N.J. e Maxwell, C.V. 1983. Effect of dietary fat source and level on the performance of neonatal and early weaned pigs. *J. Anim. Sci.* 57: 936-942.

Lawrence, B.V., Adeola, O. e Cline, T.R. 1994. Utilização do azoto e desempenho do crescimento magro de suínos de 20 a 60 kg alimentados com dietas equilibradas para a relação lisina:energia. *J. Anim. Sci.* 72: 2887-2895.

Lawrie, R.A. 1998. *Meat Science.* (6th Ed.). Woodhead Publishing Ltd., Inglaterra, 336p.

Lee, J.W., Keever, B.D., Killefer, J., McKeith, F.K. e Stein, H.H. 2011a. Effect of including tallow, palm kernel oil, corn germ, or glycerol to diets containing distillers dried grains with solubles on pork quality of growing-finishing pigs. *J. Anim. Sci.* 89(E-Suppl. 1): 67-69.

Lee, J.W., Keever, B.D., Killefer, J., McKeith, F.K. e Stein, H.H. 2011b. Effect of corn germ, tallow, palm kernel oil or glycerol on fat quality of pigs fed diets containing distillers dried grains with soluble. *J. Anim. Sci.* 89 (E--Suppl. 2): 97-98.

Lellis, W.A. e Speer, V.C. 1983. Nutrient balance of lactating sows fed supplemental tallow. *J. Anim. Sci.* 56: 1334-1339.

Lentle, R.G. e Janssen, P.W.M. 2008. Caraterísticas físicas da digesta e sua influência no fluxo e mistura no intestino dos mamíferos: A review. *J. Comp. Physiol.* 178: 673-690.

Leszczynski, D.E., Pikul, J., Easter, R.A., McKeith, F.K., McLaren, D.G., Novakofski, J., Bechtel, P.J. e Jewell, D.E. 1992. Characterization of lipid in loin and bacon from finishing pigs fed full-fat soybeans or tallow. *J. Anim. Sci.* 70(7): 2175-2181.

Lewis, A.J. 2001. Aminoácidos na nutrição animal. In: Lewis, A.J. e Southern, L.L. (eds.), *Swine Nutrition* (2nd Ed.). CRC press, Flórida, EUA, pp. 131-150.

Li, D.F., Thaler, R.C., Nelssen, J.L., Harmon, D.L., Allee, G.L. e Weeden, T.L. 1990. Effect of fat sources and combinations on starter pig performance, nutrient digestibility and intestinal morphology. *J. Anim. Sci.* 68: 3694-3704.

Liao, C.W. e Venum, T.L. 1994. Effects of dietary energy intake by gilts and heat stress from days 3 to 24 or 30 after mating on embryo survival and nitrogen and energy balance. *J. Anim. Sci.* 72: 2369-2377.

Lie, R.F., Schmitz, J.M., Pierre, K.J. e Gochman, N. 1976. Determinação baseada na colesterol oxidase por análise de fluxo contínuo do colesterol total e livre no soro. *Clin. Chem.* 22: 1627-1630.

Lim, K.S., You, S.J., An, B.K. e Kang, C.W. 2006. Efeitos do alho em pó e do cobre na dieta sobre o teor de colesterol e as caraterísticas de qualidade dos ovos de galinha. *Asian-Aust. J. Anim. Sci.* 19(4): 582-586.

Llata, D.L., Dritz, M.S.S., Tokach, M.D., Goodband, R.D., Nelssen, J.L. e Loughin,

T.M. 2001a. Effects of dietary fat on growth performance and carcass characteristics of growing finishing pigs reared in a commercial environment. *J. Anim. Sci.* 79: 2643-2650.

Llata, M.D., Dritz, S.S., Langemeier, M.R., Tokach, M.D., Goodband, R.D. e Nelssen, J.L. 2001b. Economics of increasing lysine:calorie ratio and adding dietary fat for growing-finishing pigs reared in a commercial environment. *J. Swine Hlth. Prod.* 9(5): 215-223.

Lovatto, P.A., Sauvant, D., Noblet, J., Dubois, S. e Milgen, J.V. 2006. Effects of feed restriction and subsequent refeeding on energy utilization in growing pigs. *J.*

Anim. Sci. (84): 3329-3336.

Madhukumar, U. 2002. Avaliação nutricional dos resíduos de camarão para o crescimento de grandes camarões brancos

Porcos de Yorkshire. Tese de mestrado, Universidade Agrícola de Kerala, Mannuthy, Thrissur, 83p.

Marcincak, S., Nemcova, R., Sokol, J., Popelka, P., Gancarcikova, S. e Svedova, M. 2009. Impacto da alimentação com sementes de linhaça e probióticos na qualidade da carne e no processo de oxidação lipídica da carne de porco durante o armazenamento. *Slov. Vet. Res.* 46 (1): 13-8.

Martinez, M. e Ballabriga, A. 1987. Effects of parenteral nutrition with high doses of linoleate on the developing human liver and brain. *Lipids* 22(3): 133-138.

Martins, J.M., Riottot, M., de Abreu, M.C., Viegas-Crespo, A.M., Lanca, M.J., Almeida, J.A., Freire, J.B. e Bento, O.P. 2005. Efeitos redutores de colesterol do tremoço azul (*Lupinus angustifolius* L.) na dieta de porcos intactos e com anastomose ileorrectal. *J. Lipid Res.* 46: 1539-1547.

Mas, G., Soler, J., Llavall, M., Tibau, J., Roca, R., Colll, D. e Fàbrega, E. 2012. O efeito de uma dieta rica em gordura monoinsaturada no peso corporal, gordura dorsal e crescimento muscular do lombo em genótipos de suínos de alto e médio teor de gordura. *Spanish J. Agric. Res.* 10(1): 78-87.

Meeker, D.L. 2006. Uma visão geral da indústria de transformação de subprodutos animais. Em: Meeker, D.L. (ed.), *Essential Rendering*. Associação Nacional de Renderizadores, Virgínia, pp. 1-17.

Miller, M.F., Shackelford, S.D., Hayden, K.D. e Reagan, J.O. 1990. Determinação da alteração dos perfis de ácidos gordos, das caraterísticas sensoriais e das carcaças de suínos alimentados com níveis elevados de gorduras monoinsaturadas na dieta. *J. Anim. Sci.* 68: 1624-1631.

Mitchaothai, J., Yuangklang, C., Wittayakun, S., Vasupen, K., Wongsutthavas, S., Srenanul, P., Hovenier, R., Everts, H. e Beynen, A.C. 2007. Effect of dietary fat type on meat quality and fatty acid composition of various tissues in growingfinishing swine. *Meat Sci.* 76: 95-101.

Mitchaothai, J., Everts, H., Yuangklang, C., Wittayakun, S., Vasupen, K., Wongsuthavas, S., Srenanul, P., Hovenier, R. e Beynen, A.C. 2008a. Digestão e deposição de ácidos gordos individuais em suínos em crescimento e acabamento alimentados com dietas que contêm sebo de vaca ou óleo de girassol. *J. Anim. Physiol. Anim. Nutr.* 92(4): 502-510.

Mitchaothai, J., Everts, H., Yuangklang, C., Wittayakun, S., Vasupen, K., Wongsuthavas, S., Srenanul, P., Hovenier, R. e Beynen, A.C. 2008b. Qualidade da carne, digestibilidade e deposição de ácidos gordos em suínos em crescimento e acabamento alimentados com quantidades isoenergéticas restritas de dietas contendo sebo de vaca ou óleo de girassol. *Asian-Aust. J. Anim. Sci.* 21(7): 1015-1026.

Mosley, E.R., Powell, G.L., Riley, M.B. e Jenkins, T.C. 2002. Biohidrogenação microbiana do ácido eleico em isómeros trans in vitro. *J. Lipid Res.* 43: 290296.

Mu, Y. 2007. As aves de capoeira e os suínos beneficiam do emulsionante de gordura. In: *All about feed, the animal feed news.* Doetinchem, Países Baixos. Disponível: http://www.aUaboutfeed.net/artide- database/poultry-and-pigs-benefit-from- fat- emulsifier-id1221.html.

Musella, M., Cannata, S., Rossi, R., Mourot, J., Baldini, P. e Corino, C. 2009. O ácido gordo polinsaturado ómega 3 de sementes de linhaça extrudidas influencia a composição em ácidos gordos e as caraterísticas sensoriais do presunto de suínos pesados. *J. Anim. Sci.* 87: 3578-3588.

Myer, R.O. e Combs, G.E. 1991. Suplementação de gordura em dietas com alto teor de aveia para suínos em crescimento. *J. Anim. Sci.* 69: 4665-4669.

Myer, R.O., Brendemuhl, J.H. e Gorbet, D.W. 2009. Feeding grain sorghum to swine (Alimentação de sorgo para suínos). Instituto de Ciências Alimentares e Agrícolas, Universidade da Flórida. As-

33, pp. 1-6. Disponível: 1-6 http://edis.ifas.ufl.edu.

Nam, D. S. e Aherne, F.X. 1994. The effects of lysine : energy ratio on the performance of weanling pigs. *J. Anim. Sci.* 72: 1247-1256.

Nichols, D.A., Nelssen, J.L. e Hancock, J.D. 1991. Effect of fat source and level on finishing pig performance. *Swine day Report*. Universidade de Purdue, WestLafayatte ,

Indiana, pp. 78-80.

Noblet, J. e Milgen, J.V. 2004. Valor energético dos alimentos para suínos: Efeito do peso corporal do porco e do sistema de avaliação energética. *J. Anim. Sci.* 82: E229-E238.

Noblet, J. 2006. Nutrição do porco em crescimento: Adaptação das caraterísticas da dieta às condições do animal e do ambiente. In: *Nutrição e Gestão de Suínos*. Relatório técnico

série. American Soyabean Association, Singapura, pp. 60- 70.

NRC [Conselho Nacional de Investigação]. 1998. *Nutrient Requirements of Swine* (10th Ed.). Academia Nacional de Ciências, Washington, D. C., 210p.

NRC [Conselho Nacional de Investigação]. 2012. *Nutrient Requirements of Swine* (11th rev. Ed.). Academia Nacional de Ciências, Washington, D. C., 400p.

Offer, G. e Trinick, J. 1983. On the mechanism of water holding in meat: the swelling and shrinking of myofibrils. *Meat Sci.* 8: 245-248.

O'Halloan, G.R., Toy, D.L. e Buckley, D.J. 1997. The relation between early postmortem pH and the tenderisation of beef muscles. *Meat Sci.* 45: 239-251.

Overland, M., Mroz, Z. e Sundstol, F. 1994. Effect of lecithin on the apparent ileal and overall digestibility of crude fat on fatty acids in pigs. *J. Anim. Sci.* 72: 2022-2028.

Parunovic, N., Petrovic, M., Matekalo-Sverak, V., Trbovic, D., Mijatovic, M. e

Radovic, C. 2012. Perfil de ácidos gordos e teor de colesterol dos *músculos longissimus* de porcos Mangalitsa criados ao ar livre e convencionalmente. *S. Afr. J. Anim. Sci.* 42(2): 101-113.

Pathak, N.N. 2012. Alimentação e nutrição de suínos. In: Mehra, U.R., Singh, P. e Verma, A.K. (eds.), *Animal Nutrition*, Satish Serial Publishing House, Delhi, pp. 136-149.

Patience, J.F., Thacker, P.A. e de Lange, C.F.M. 1995. In: *Guia de Nutrição de Suínos.* Prairie Swine Centre Inc., Canadá, pp. 107-110.

Peryam, D.R. e Pilgrim, F.J. 1957. Método da escala hedónica para medir as preferências alimentares. Food Technol. 11(9): 9-14.

Pettigrew, J.E. e Moser, R.L. 1991. Gordura na nutrição de suínos. In: Miller, E.R., Ullrey, D.E. e Lewis, A.J. (eds.), *Swine Nutrition*. Butterworth-Heinemann, Stoneham, MA, pp. 133-146.

Pettigrew, J.E. e Esnaola, M.A. 2001. Nutrição de suínos e qualidade da carne de porco: A review. *J. Anim. Sci.* 79: E316-E342.

Philpotts, A., Smith, C., Henman, D. e Collins, C. 2008. The effect of dietary fat level on growth rate and efficiency of finisher pigs. In: *Relatório preparado para o Australian Co-operative Research Centre for an Internationally Competitive Pork Industry*, (Projeto 2B-101). Willaston, Austrália do Sul, pp.1-18.

Pike, I.H. 1999. Health benefits from feeding fish oil and fish meal: O papel dos ácidos gordos polinsaturados ómega 3 de cadeia longa na alimentação animal. *Ifoma* 28: 1-18.

Pond, W. G., Jung, H.G. e Varel, V.H. 1988. Effect of dietary fiber on young adult genetically lean, obese and contemporary pigs: body weight, carcass measurements, organ weights and digesta content, *J. Anim. Sci.* 66: 699-704.

Qureshi, A.A., Din, Z.Z., Abuirmeileh, N., Burger, W.C., Ahmad, Y. e Elson, C.E. 1983. Supressão do metabolismo lipídico hepático das aves por extractos de alho com solvente: impacto nos lípidos séricos. *J. Nutr.* 113(9): 1746-1755.

Ramaswami, A.N., Sundararaju, P., Ayyaluswami, S. e Shanmugam, A.M. 1985. Study on the carcass characteristics of pure breed Large White Yorkshire pigs. *Cheiron* 14(2): 15-18.

Realini, C.E., Duran-montage, P., Lizardo, R., Gisperta, M., Oliver, M.A. e Esteve- Garcia, E. 2010. Effect of source of dietary fat on pig performance, carcass characteristics and carcass content, distribution and fatty acid composition. *Meat sci.* 85(4): 606-612.

Reddy, D.V. 2009. *Applied Nurtition* (2nd Ed.). Oxford e IBH Publishing Co. Pvt. Ltd., Nova Deli. 431p.

Reis, T.C., Aumaitre, A., Mourot, J. e Peiniau, J. 2000. Effect of graded levels of tallow in the diet on performance, digestibility of fat, lipogenesis and body lipid deposition of the weaned piglet. *Asian-Aust. J. Anim. Sci.* 13(4): 497-505.

Rekha, P. 2001. Influência de diferentes níveis de energia no desempenho de crescimento de animais cruzados

porcos. Tese de mestrado, Universidade Agrícola de Kerala, Mannuthy, Thrissur, p. 73.

Rey, A.I., Lopez-Bote, C.J. e Buckley, J.D. 2004. Efeito da ração na concentração de colesterol e no desenvolvimento de produtos de oxidação no músculo longissimus dorsi de porcos ibéricos. *Ir. J. Agric. Food Res.* 43: 69-83.

Rideout, T.C., Harding, S.V., Jones, P.J. e Fan, M.Z. 2008. Goma guar e fibras solúveis semelhantes na regulação do metabolismo do colesterol: conhecimentos actuais e prioridades de investigação futuras. *Vasc. Hlth. Risk Mgmt.* 4 (5): 1023-1033.

Rossi, R., Pastorellia, G., Cannataa, S. e Corinoa, C. 2010. Avanços recentes na utilização de ácidos gordos como suplementos em dietas para suínos: A review. *Anim. Feed Sci. Technol.* 162(1-2): 1-11.

Sakthivel, P.C. 2003. Utilização de silagem de resíduos de choco seco (*Sepia officialis*) para o crescimento de porcos cruzados (Large White Yorkshire x desi). Tese de mestrado, Universidade Agrícola de Kerala, Thrissur, 88p.

Sastry, G.L. 1985. *Veterinary Clinical Pathology*. CBS Publishers & Distributors Pvt. Ltd., Nova Deli, p. 84.

Sauber, T.E. e Ownes, F.N. 2000. Grãos de cereais e subprodutos para suínos. In: Lewis, A.J. e Southern, L.L. (eds.), *Swine Nutrition* (2nd Ed.). CRC press, Florida, USA, pp. 785-802.

Sawosz, E., Chwalibog, A., Skomial, J., Kosieradzka, I. e Zięcik, A.J. 2005. The effect of dietary energy concentration on the hormone profile and lipid metabolism in growing pigs. *J. Anim. Feed Sci.* 14(Suppl 1): 393-396.

Sekar, M. 2003. Efeito da levedura de padeiro no crescimento e na utilização de nutrientes em porcos cruzados (Large White Yorkshire X desi). Tese de mestrado, Universidade Agrícola de Kerala, Mannuthy, Thrissur, 67p.

Sheard, P. R., Enser, M., Wood, J. D., Nute, G. R., Gill, B. P. e Richardson, R. I. 2000. Prazo de validade da carne de porco e dos produtos à base de carne de porco com PUFA n-3 elevado. *Meat Sci.* 55: 213221.

Sheikh, G.G., Ganie, A.A., Baghel, R.P.S. e Nayak, S. 2011. Effect of paddy grain as maize replacer on the growth performance and nutrient utilization in growing and finishing pigs. *Indian J. Anim. Nutr.* 28(4): 437-440.

Shyama, K. 2009. Suplementação com fitase sobre a disponibilidade de diferentes minerais e as suas interações em suínos. Tese de doutoramento, Universidade Agrícola de Kerala, Mannuthy, Thrissur, 172p.

Sikka, S.S., Chawla, J.S. e Ichhponani, J.S. 1987. Effect of protein levels on the performance of growing pigs during different season. *Indian J. Anim. Sci.* 57(20): 164-167.

Sinthiya, V.M. 1998. Avaliação nutritiva da farinha de carcaça para o crescimento e as caraterísticas da carcaça em porcos Large White Yorkshire. Tese de mestrado, Universidade Agrícola de Kerala, Mannuthy, Thrissur, 77p.

Sivaraman, E. e Mercy, A.D. 1986. Effects of varying levels of protein and energy on growth and carcass characteristics of pigs. *Kerala J. Vet. Sci.* 17(1): 7-16.

Smith, J.W., Nelson, J.L., Goodband, R.D., Tokach, M.D., Musser, R.E., Nessmith, W.B., Bergstrom, J.R.Jr. e Loughmiller, J.A. 1996. The effects of increasing dietary energy density on growing-finishing pig growth performance and carcass characteristics. *J. Anim. Sci.* 74(Suppl. 1): 112.

Snedecor, G.W. e Cochran, W.G. 1994. *Statistical Methods* (8th Ed.). The Iowa state university press, Ames, Iowa, USA, 314p.

SPSS [Statistical Package for the Social Sciences]. 2008. 17.0.1 V. Guia do utilizador do Windows 2008 por Statistical Package for the Social Sciences Inc. EUA. Disponível: www.hks.harvard.edu/fs/pnorris/Classes/A%20SPSS%20Manual.

Sreeparvathy, M. 2011. Incorporação na dieta de levedura de cerveja usada para o crescimento de suínos. Tese de mestrado, Universidade de Ciências Veterinárias e Animais de Kerala, Mannuthy, Thrissur, 70p.

Stahly, T.S. 1984. A gordura como fonte alternativa de energia. In: Wiseman, J. (ed.), *Fats in Animal Nutrition.* Butterworths, Londres, pp. 313-331.

Stahly, T.S., Cromwell, G.L. e Monegue, H.J. 1986. Effects of dietary additions of 1,3- butanediol or lard for sows on survival of neonatal pigs. *J. Anim. Sci.* 63(4): 11561162.

Stangl, G.I., Muller, H. e Kirchgessner, M. 1999. Efeitos do ácido linoleico conjugado nas hormonas circulantes, metabolitos e lipoproteínas, e a sua proporção no soro em jejum e nas membranas eritrocitárias de suínos. *Eur. J. Nutr.* 38(6): 271-277.

Suresh, M. 2003. Effect of dietary Potassium Diformate on growth performance in Large White Yorkshie pigs. Tese de mestrado, Universidade Agrícola de Kerala, Mannuthy, Thrissur, 66p.

Tartrakoon, W., Vearasilp, T. e Meulen, U.T. 1999. Productive performance of weanling pigs fed with different fat sources (Desempenho produtivo de leitões desmamados alimentados com diferentes fontes de gordura). Deutscher Tropentag em Berlim. Sessão: *Desenvolvimento de Tecnologias Sustentáveis na Agricultura Animal.* Universidade de Chiang Mai, Chiang Mai, Tailândia, pp. 1-3.

Thacker, P.A., Salomons, M.O., Aherne, Milligan, P. e Bowland, J.P. 1981. Influence of propionic acid on the cholesterol metabolism of pigs fed hypercholesterolemic diets. Can. J. Anim. Sci. 61(4): 969-975.

Thiruveni, S. 2003. Influência da gordura fundida na dieta de porcas Large White Yorkshire no desempenho da ninhada. Tese de mestrado, Universidade Agrícola de Kerala, Mannuthy, Thrissur, 114p.

Thomas, K. e Singh, R.A. 1984a. Alimentação de suínos nas regiões tropicais. I. Efeito do plano de alimentação e do tamanho das partículas da ração no crescimento. *Kerala J. Vet. Sci.* 15(2): 51-60.

Thomas, K. e Singh, R.A. 1984b. Alimentação de suínos nas regiões tropicais. II. Efeito do plano de alimentação nas caraterísticas da carcaça. *Kerala J. Vet. Sci.* 15(2): 61-68.

Thomas, A.N. 2007. Suplementação com crómio orgânico no crescimento de suínos cruzados.

Tese de mestrado, Universidade Agrícola de Kerala, Mannuthy, Thrissur, 56p.

Tokach, M.D., Cornelius, S.G., Rust, J.W. e Pettigrew, J.E. 1989. The appropriate level of fat addition to high milk product diets for the early weaned pigs. *J. Anim. Sci.* 67(Suppl. 1): 231(Abstr.).

Tullis, J.B. e Whitemore, C.T. 1980. Digestibilidade do sebo totalmente hidrogenado para suínos em crescimento. *Anim. Feed Sci. Technol.* 5(1): 87-91.

Urynek, W. e Buraczewska, L. 2003. Effect of dietary energy concentration and apparent ileal digestible lysine:metabolizable energy ratio on nitrogen balance and growth performance of young pigs. *J. Anim. Sci.* 81: 1227-1236.

USDA [Departamento de Agricultura dos Estados Unidos]. 1985. United States Standards for Grades of Pork Carcasscs, Dcpartamcnto dc Agricultura dos EUA, Washington, DC.

Vaclavkova, E. e Beckova, R. 2007. Teor de ácidos gordos essenciais na carne e na gordura dorsal de suínos alimentados com uma dieta de sementes de linhaça. *Res. Pig Breed.* 1(2): 26-28.

Vowan, M.W., Artiss, J.D., Standburgh, D. R. e Zark, D. 1983. Um sistema de peróxido acoplado

método para a determinação colorimétrica dos triglicéridos séricos. *Clin. Chem.* 29: 538-542.

Wang, J.P., Yoo, J.S., Jang, H.D., Lee, J.H., Cho, J.H. e Kim, I.H. 2011. Efeito do alho fermentado na dieta por *Weissella koreensis* em pó no desempenho de crescimento, caraterísticas sanguíneas e resposta imunitária de suínos em crescimento desafiados com lipopolissacárido *de Escherichia coli. J. Anim. Sci.* 89(7): 2123-2131.

Wardlaw, F.B., McCaskill, L.H. e Acton, J.C. 1973. Effect of postmortem muscle changes on poultry meat loaf properties. *J. Food Sci.* 38: 421-423.

Wasilewski, P.D., Nowachowicz, J., Michalska, G., Bucek, T., Lynch, B. e Mullen, A.M. 2011. Fatty acid profile of *longissimus dorsi* muscle of crossbred pigs fed with addition of conjugated linoleic acid or sunflower oil. *Arch. Tierzucht* 54(1): 61-68.

Wasserman, A.E. 1979. Base química do sabor da carne: A review. *J. Food Sci.* 44: 6-12.

Weis, R.N., Birkett, S.H., Morel, P.C.M. e de Lange, C.F.M. 2004. Effects of energy intake and body weight on physical and chemical body composition in growing entire male pigs. *J. Anim. Sci.* 82:

109-121.

Williams, N.H., Cline, T.R., Schinckel, A.P. e Jones, D.J. 1994. The impact of tartopamine, energy intake and dietary fat on finishing pigs growth performance and carcass merit. *J. Anim. Sci.* 72: 3152-3162.

Windisch, W., Rohrer, E. e Schedle, K. 2009. Aditivos fitogénicos para a alimentação de leitões jovens e aves de capoeira: mecanismos e aplicação. In: Steiner, T. (ed.), *Phytogenics in Animal Nutrition- Natural Concepts to Optimize Gut Health and Performance*. Nottingham University Press, Reino Unido, pp. 19-38.

Wood, J.D., Enser, M., Fisher, A.V., Nute, G.R., Sheard, P.R., Richardson, R.I., Hughes, S.I. e Whittington, F.M. 2008. Deposição de gordura, composição de ácidos gordos e qualidade da carne: A review. *Meat Sci.* 78: 343-358.

Yan, L., Meng, Q.W., Ao, X., Zhou, T.X., Yoo, J.S., Kim, H.J. e Kim, I. 2010. Efeitos da suplementação com alho fermentado em pó no desempenho do crescimento, nas caraterísticas do sangue e na qualidade da carne de suínos em fase de acabamento alimentados com dietas de baixa densidade de nutrientes. *Livestock Sci.* 137(1): 255-259.

Zhan, Z.P., Huang, F.R., Luo, J., Dai, J.J., Yan, X.H. e Peng, J. 2009. A duração da alimentação com sementes de linhaça influencia a expressão de genes relacionados com a inflamação e o desempenho de crescimento de galinhas em crescimento e acabamento. *J. Anim. Sci.* 87: 603-611.

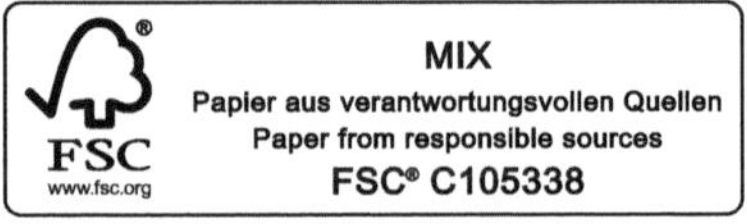

Printed by Books on Demand GmbH, Norderstedt / Germany